Musculoskeletal X-Rays
for Medical Students and Trainees

カラーでわかる！
骨軟部
単純X線写真
の見かた

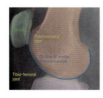

Andrew K. Brown

Consultant Rheumatologist
York Teaching Hospital NHS Trust; and
Senior Lecturer in Medical Education and Rheumatology
Hull York Medical School

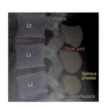

David G. King

Consultant Musculoskeletal Radiologist
York Teaching Hospital NHS Trust; and
Honorary Senior Lecturer
Hull York Medical School

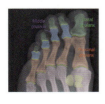

訳

小橋由紋子
東京歯科大学市川総合病院放射線科 講師

メディカル・サイエンス・インターナショナル

Authorized translation of the original English edition,
"Musculoskeletal X-Rays for Medical Students and Trainees",
First Edition
by Andrew K. Brown and David G. King

Copyright © 2017 by John Wiley & Sons, Ltd.

© First Japanese Edition 2018 by Medical Sciences International, Ltd., Tokyo

All Rights Reserved. Authorised translation from the English language edition published by John Wiley & Sons Limited. Responsibility for the accuracy of the translation rests solely with Medsi-Medical Sciences International Ltd and is not the responsibility of John Wiley & Sons Limited. No part of this book may be reproduced in any form without the written permission of the original copyright holder, John Wiley & Sons Limited.

Printed and Bound in Japan

訳者序文

　骨軟部画像診断は，単純X線写真が基本である．しかしながら，CTやMRIが発達した今日においては単純X線写真を最初にみる機会は徐々に失われており，初学者はいきなり関節のMRIやCTから学ぶことが多い．若い放射線科医たちは，全体的な骨のアライメントや年齢別の骨密度の程度，若年者や高齢者の骨の違いを把握しきれないまま，MRIで筋肉や靱帯の名前や位置をひたすら覚えるわけである．こうなると細かな解剖を記憶することが主な仕事のようになり，苦痛ばかりが先行してしまう．

　単純X線写真の読影を学ぶことは，骨軟部領域という大きな森を把握する第一歩である．MRIやCTのみの診断では「木を見て森を見ず」のことわざのごとく，骨軟部画像診断の真の面白さは伝わらない．本書は，単純X線写真の基本的なことから，CTやMRIでの所見を想像させるような興味深く楽しめる教科書であると断言できる．

　翻訳するにあたり，日本語には注意し，著者のいいたいことが十分に表現できるように考慮した．また，英語では複数ある同じ意味を示す単語に関しては，日本語においてもさまざまな表現を用いた．さらに翻訳書にありがちな日本語の「固さ」にも配慮し，違和感のないように努めた．本書によって放射線科医だけではなく，医学生，研修医，開業医，放射線技師，理学療法士，看護師など，さまざまな職種の方にも単純X線写真を学んでいただけるきっかけとなることを願っている．

　　2018年8月

　　　　　　　　　　　　　　　　　　　　　　　　　　　　　　小橋由紋子

原著序文

　骨関節の単純 X 線写真は，骨軟部領域の画像診断において中心的な役割を担っている．しかし，単純 X 線写真の評価や解釈へのアプローチは，なかなか上手く教えられているものでもなく，また簡単に理解できるものでもない．本書は単純 X 線写真の極意を提供し，なおかつ医学生，研修医や理学療法士，看護師，開業医，放射線技師などのための理想の本になると思っている．ここには放射線的な解剖だけではなく単純 X 線写真による主な疾患の診断の仕方も述べられており，非常に使いやすい体裁になっている．関連性のある臨床所見と他のモダリティの画像の重要性も強調している．単純 X 線写真でみられるサインは色づけした画像とペアにし，明確に表した．最初の写真は通常のものであり，2 番目の写真に色づけし，異常所見がわかるようにしている．2 番目の写真をみることで読影の練習ができるようになっている．このアプローチは著者らが何年もの間，医学生や救命救急，整形外科，リウマチ内科などのトレーニングを受けている医師，そして，医療と結びつくような他の職業に対して教えた貴重な経験に基づいている．本書を使うにあたり，読者は単純 X 線写真上の手がかりやサインの拾い出しと診断，その後のマネージメントのやり方までをも学ぶことができる．

　われわれは読者が，本書によって，骨軟部領域における単純 X 線写真の基本的なことから，ごくわずかに認められる幅広い画像所見を，興味深く，楽しめるようになることを願っている．

Andrew K. Brown

David G. King

謝　辞

　York Teaching Hospital で働く仲間たち，特に医療用イラストや写真を担当し，よい
アドバイスをしてくれた Mike Pringle に感謝申し上げる．彼らの協力により本書のた
めの適切な画像を集めることができた．また，本書のアイディアや内容を充実させる
ために活動した Hull York Medical School の学生にも感謝している．

目　次

訳者序文 ……………………………………………………………………………………………… iii

原著序文 ……………………………………………………………………………………………… v

謝　辞 ………………………………………………………………………………………………… vi

PART 1　INTRODUCTION：読影の基本と正常解剖 …………………………………………… 1

1章　骨軟部領域の単純 X 線写真 ……………………………………………………………… 3

骨関節の単純 X 線写真の基本原理 ……………………………………………………………… 3

骨関節の単純 X 線写真の検査方法およびレポート作成の基本 ……………………………… 4

骨関節の単純 X 線写真の正常解剖 ……………………………………………………………… 7

　手 ………………………………………………………………………………………………… 7

　手関節 …………………………………………………………………………………………… 8

　肘関節 …………………………………………………………………………………………… 10

　肩関節 …………………………………………………………………………………………… 11

　頸　椎 …………………………………………………………………………………………… 12

　腰　椎 …………………………………………………………………………………………… 14

　骨　盤 …………………………………………………………………………………………… 16

　股関節 …………………………………………………………………………………………… 17

　膝関節 …………………………………………………………………………………………… 17

　足関節 …………………………………………………………………………………………… 19

　足　部 …………………………………………………………………………………………… 21

PART 2　PATHOLOGY：骨軟部疾患の画像所見 …………………………………………… 23

2章　外　傷 ………………………………………………………………………………………… 25

骨関節の傷害 ………………………………………………………………………………………… 25

　骨折の画像所見 ………………………………………………………………………………… 25

　骨折の記述 ……………………………………………………………………………………… 30

特殊な外傷 …………………………………………………………………………………………… 43

　肩関節 …………………………………………………………………………………………… 43

　肘関節 …………………………………………………………………………………………… 43

　手関節 …………………………………………………………………………………………… 47

　股関節 …………………………………………………………………………………………… 52

　膝関節 …………………………………………………………………………………………… 56

viii　目　次

　　足関節・足部 ⋯⋯⋯⋯⋯⋯⋯⋯⋯⋯⋯⋯⋯⋯⋯⋯⋯⋯⋯⋯⋯⋯ 58
　脊　椎 ⋯⋯⋯⋯⋯⋯⋯⋯⋯⋯⋯⋯⋯⋯⋯⋯⋯⋯⋯⋯⋯⋯⋯⋯⋯⋯ 62
　　脊椎単純 X 線写真で評価すること ⋯⋯⋯⋯⋯⋯⋯⋯⋯⋯⋯⋯⋯ 62
　　イメージの適切性 ⋯⋯⋯⋯⋯⋯⋯⋯⋯⋯⋯⋯⋯⋯⋯⋯⋯⋯⋯⋯ 62
　　アライメント ⋯⋯⋯⋯⋯⋯⋯⋯⋯⋯⋯⋯⋯⋯⋯⋯⋯⋯⋯⋯⋯⋯ 62
　　骨 ⋯⋯⋯⋯⋯⋯⋯⋯⋯⋯⋯⋯⋯⋯⋯⋯⋯⋯⋯⋯⋯⋯⋯⋯⋯⋯⋯ 63
　　頸椎前方の軟部組織 ⋯⋯⋯⋯⋯⋯⋯⋯⋯⋯⋯⋯⋯⋯⋯⋯⋯⋯⋯ 63
　　AP view（正面像） ⋯⋯⋯⋯⋯⋯⋯⋯⋯⋯⋯⋯⋯⋯⋯⋯⋯⋯⋯ 64
　小児の骨折 ⋯⋯⋯⋯⋯⋯⋯⋯⋯⋯⋯⋯⋯⋯⋯⋯⋯⋯⋯⋯⋯⋯⋯⋯ 72
　小児虐待で起こる骨折 ⋯⋯⋯⋯⋯⋯⋯⋯⋯⋯⋯⋯⋯⋯⋯⋯⋯⋯⋯ 78
　他のモダリティ ⋯⋯⋯⋯⋯⋯⋯⋯⋯⋯⋯⋯⋯⋯⋯⋯⋯⋯⋯⋯⋯⋯ 82

3 章　関節炎 ⋯⋯⋯⋯⋯⋯⋯⋯⋯⋯⋯⋯⋯⋯⋯⋯⋯⋯⋯⋯⋯ 83
　変形性関節症 osteoarthritis（OA） ⋯⋯⋯⋯⋯⋯⋯⋯⋯⋯⋯⋯⋯ 83
　関節リウマチ rheumatoid arthritis（RA） ⋯⋯⋯⋯⋯⋯⋯⋯⋯⋯ 87
　結晶沈着性関節症 crystal arthropathy ⋯⋯⋯⋯⋯⋯⋯⋯⋯⋯⋯ 91
　痛風 gout ⋯⋯⋯⋯⋯⋯⋯⋯⋯⋯⋯⋯⋯⋯⋯⋯⋯⋯⋯⋯⋯⋯⋯⋯ 92
　ピロリン酸カルシウム結晶沈着症 calcium pyrophosphate disease ⋯ 95
　乾癬性関節炎 psoriatic arthritis（PsA） ⋯⋯⋯⋯⋯⋯⋯⋯⋯⋯ 100
　軸骨格の脊椎関節炎（強直性脊椎炎）
　　axial spondyloarthritis（ankylosing spondylitis） ⋯⋯⋯⋯⋯ 105

4 章　腫瘍および腫瘍類似病変 ⋯⋯⋯⋯⋯⋯⋯⋯⋯⋯⋯ 109
　患者の放射線的な評価 ⋯⋯⋯⋯⋯⋯⋯⋯⋯⋯⋯⋯⋯⋯⋯⋯⋯⋯ 109
　単純 X 線写真の基本原則 ⋯⋯⋯⋯⋯⋯⋯⋯⋯⋯⋯⋯⋯⋯⋯⋯⋯ 111
　悪性腫瘍 malignant tumour ⋯⋯⋯⋯⋯⋯⋯⋯⋯⋯⋯⋯⋯⋯⋯ 116
　骨転移 bone metastases ⋯⋯⋯⋯⋯⋯⋯⋯⋯⋯⋯⋯⋯⋯⋯⋯⋯ 116
　多発性骨髄腫 multiple myeloma ⋯⋯⋯⋯⋯⋯⋯⋯⋯⋯⋯⋯⋯ 118
　形質細胞腫 plasmacytoma ⋯⋯⋯⋯⋯⋯⋯⋯⋯⋯⋯⋯⋯⋯⋯⋯ 119
　骨肉腫 osteosarcoma ⋯⋯⋯⋯⋯⋯⋯⋯⋯⋯⋯⋯⋯⋯⋯⋯⋯⋯ 121
　軟骨肉腫 chondrosarcoma ⋯⋯⋯⋯⋯⋯⋯⋯⋯⋯⋯⋯⋯⋯⋯⋯ 122
　ユーイング肉腫 Ewing's sarcoma ⋯⋯⋯⋯⋯⋯⋯⋯⋯⋯⋯⋯⋯ 124
　良性腫瘍 benign tumour ⋯⋯⋯⋯⋯⋯⋯⋯⋯⋯⋯⋯⋯⋯⋯⋯⋯ 124
　外骨腫（骨軟骨腫）exostosis（osteochondroma） ⋯⋯⋯⋯⋯⋯ 125
　類骨骨腫 osteoid osteoma ⋯⋯⋯⋯⋯⋯⋯⋯⋯⋯⋯⋯⋯⋯⋯⋯ 125
　腫瘍類似病変 tumour-like lesion ⋯⋯⋯⋯⋯⋯⋯⋯⋯⋯⋯⋯⋯ 127
　単純性骨嚢胞 simple bone cyst ⋯⋯⋯⋯⋯⋯⋯⋯⋯⋯⋯⋯⋯⋯ 127
　感　染 ⋯⋯⋯⋯⋯⋯⋯⋯⋯⋯⋯⋯⋯⋯⋯⋯⋯⋯⋯⋯⋯⋯⋯⋯⋯ 128

5 章　代謝性骨疾患 ⋯⋯⋯⋯⋯⋯⋯⋯⋯⋯⋯⋯⋯⋯⋯⋯ 129
　骨粗鬆症 osteoporosis ⋯⋯⋯⋯⋯⋯⋯⋯⋯⋯⋯⋯⋯⋯⋯⋯⋯⋯ 129

骨軟化症 osteomalacia ··· 130
副甲状腺機能亢進症 hyperparathyroidism ······················· 131
慢性腎障害による骨ミネラル代謝異常
  chronic kidney disease metabolic bone disorder(CKD-MBD) ··· 133
ヘモクロマトーシス haemochromatosis ··························· 135

6章　感染症 ·· 137
感染経路 ··· 137
原因菌（起炎菌）·· 137
骨髄炎 osteomyelitis ·· 138
化膿性関節炎 septic arthritis ·· 142
感染性椎間板炎 infective discitis ···································· 144

7章　非外傷性の小児病変 ··· 147
発育性股関節形成不全 developmental dysplasia of the hip(DDH) ··· 147
ペルテス病 Perthes' disease ··· 150
足根骨癒合症 tarsal coalition ·· 151
離断性骨軟骨炎 osteochondritis dissecans ························ 154

8章　その他の骨病変 ·· 155
骨パジェット病 Paget's disease of bone(PDB) ·················· 155
肥厚性（肥大性）骨関節症 hypertrophic osteoarthropathy(HOA) ··· 157
虚血性骨壊死 avascular necrosis(AVN) ··························· 157

9章　人工関節置換 ·· 161
ハードウエアの故障と無菌性のゆるみ ······························ 161
感　染 ··· 166
アライメントの不良と不安定性 ·· 167
人工関節周囲の骨折 ··· 168

PART 3　SELF-ASSESSMENT QUESTIONS：
読影トレーニング 18 症例 ·············· 169

症例問題 ··· 170
症例問題の解説 ·· 184

和文索引 ··· 199
欧文索引 ··· 203

PART 1

INTRODUCTION：

読影の基本と正常解剖

1章　骨軟部領域の単純X線写真

骨軟部の構造物を観察するためのさまざまなモダリティがあるにもかかわらず，単純X線写真はいまだ重要な位置づけにあり，最初に選択される検査でもある．単純X線写真の大部分は容易に撮影することが可能で，最も安価な画像診断法である．また，患者にも医療従事者にも受け入れられやすい検査でもある．それゆえ，すべての医療従事者は骨関節の単純X線写真の解釈や読影の原則に基づき，少なくとも基本的な知識と，それを理解するためのトレーニングが必要である．

骨関節の単純X線写真の基本原理

どの構造物をみるか？

単純X線写真を依頼する前に臨床医は，臨床的な問題が何か，どの骨関節に異常が疑われ，それが単純X線写真でみえるか/みえないか，などの考えを事前にまとめておく必要がある．例えば単純X線写真は，関節裂隙の狭小化，骨折，亜脱臼や脱臼など，骨や関節，軟骨の病的変化を指摘するのに最も適している．しかし，靱帯や腱，滑膜のような多くの軟部組織はよくみえない．このような軟部組織に関しては，他の画像検査が診断や治療のためにより有用な情報を提供できる．

　臨床的な評価は，患者の訴えや身体所見を含めて行われる．さらに，単純X線写真で評価された領域や部位も考慮して判断する．例外は関節リウマチの患者である．この場合，両側の手や足の単純X線写真が，病変の広がりや骨関節の障害の程度，経時的な病気の進行度などの評価のために撮影される．

どの方向を選ぶか？

どの向きによる撮影が関心領域をより適切に評価できるか，よく考える必要がある．単純X線写真のビームは構造物を2次元の影で表すため，正しい向きを選ぶことで病変を指摘するための感度を最大にする．基本的な手法としては，2方向の撮影を選択する．理想的には90°ずつ角度を変えた撮影がよい．たいていはAP view（正面像，前後像），側面像，もしくは斜位像などが撮影される．1方向撮影だけでの評価では，骨折や脱臼が見過ごされるかもしれないため，外傷の評価では2方向撮影が特に重要とされる．しかし，関節炎の評価ではそれほど重要でないこともある．最適な画像を得るための数多くの撮影法が確立されており，大部分の骨軟部領域に標準化されたプロトコルがある．特に臨床情報を考慮し，より特別な専門的見解が必要とされる撮影，例えば膝蓋大腿関節の評価のための"スカイライン・ビュー"，もしくは脊椎の評価のための"開口位撮影"などもある．画像を作るために用いられる特別な肢位，患者の撮影時の身体の位置なども考慮する．例を挙げると，立位での荷重時撮影は，変形性関節症患者の膝などの軟骨欠損の評価や足部の生体力学的な変化など，より多くの情報を提供してくれる．

4　PART 1　Introduction：読影の基本と正常解剖

左右の比較や前回の画像との比較

所見がはっきりしない症例では，反対側の同じ構造物と比較する，もしくは以前撮影された同じ部位の単純X線写真と比較するとよい．例えば，股関節痛のある患者では，股関節単純X線写真正面像で左右の股関節の比較ができる．関節リウマチ患者などでは，前回撮影した手関節の単純X線写真を比較することで，骨びらんによる関節障害を評価することが可能となる．

臨床所見やその他の画像所見との関連

どの単純X線写真においても，臨床的背景から解釈する必要がある．個々の症状，臨床検査やその他の検査などの結果も考慮する．単純X線写真で得られた情報にさらなる情報を追加する場合や確認が必要な場合では，超音波検査やCT，MRIといった次の検査を施行する必要がある．臨床医と骨軟部画像診断医がカンファレンスでさらに難しい症例を共覧し，議論することは有益である．

安全上の問題

請け負った画像評価が標準化された規則正しい手順で行われ，それらが安全と考えられる場合でも，単純X線写真を撮影することは患者を被曝させているということを忘れてはならない．数多くの撮影を安全に終わらせるための予防措置は必要である．このような措置は特に小児と若年成人で，甲状腺や乳腺もしくは生殖腺など，X線に対して感受性の高い臓器が含まれる場合には注意が必要である．生殖可能な女性の腹部，脊椎もしくは骨盤領域を撮影するときは，妊娠の可能性について問診することが大切である．このような状況での単純X線撮影は，骨盤骨折を疑うような，絶対必要な場合においてのみ施行されるべきである．

　曝射される放射線量はさまざまであり，みたい構造物が何かによる．より深部に存在する構造物，骨盤や腰椎などの単純X線写真は，他の領域（例えば，四肢の関節の1つだけの撮影）と比較すると被曝量が多くなる．写真の撮影数が増えれば，それに比例して被曝量も増加する．すべての状況で，リスクと利益がどのくらいかを考え判断することが重要である．『The Department of Health Policy on Ionising Radiation（Medical Exposure）Regulations 2001（1）』がこれらの詳細を網羅している．

骨関節の単純X線写真の検査方法およびレポート作成の基本

骨関節の単純X線写真を診断するにあたり，誰しもがどんな患者に対してもルーチン化された，基本的で系統だった読影方法を身につけなければならない．こういった単純X線写真の読影やその解釈を行うことはしばしば恐怖を感じることがあるだろうが，難しい専門用語を多用する必要はない．自信に満ちた言葉で画像を表現すればよい．骨関節の解剖の知識はもちろんのこと，疾患の結果として生じる骨，軟骨，関節や軟部組織の変化を理解することは大切である．さらに，簡単な言葉やフレーズを用いて形態の変化や異常所見を拾い上げ，画像から多くの情報を得ることも可能である．たとえ異常所見を1つみつけたとしても，それだけで終わってはならない．ほかの異常があるかもしれないことを念頭において，単純X線写真の評価を続けることが重要である．明らかに直接的な異常所見がみつからない場合は，標準的なレポート作成に立ち戻り，画像所見から自分の考えをまとめていけばよい．例として以下のようなアプローチが挙げられる．

1. 患者の詳細をチェックする
   - 患者と単純X線写真は一致しているか？ 指示された通りの単純X線写真なのか？ 正しい日付と時間か？ 右か左か？
2. 十分なクオリティの写真か？ 撮影角度は的確か？
   - 写真の濃度，X線の透過性の状態やフィルムの黒さとのコントラストなどを考慮する（"単純X線写真の濃度"で後述）
   - 不適切な撮影角度や関節のローテーションがあってはならない
   - 必要となるすべての画像が撮影されているかも考慮せよ

■ 単純X線写真の濃度

単純X線写真の異なる濃度の所見について理解を深めるには，それがどんなもので構成された濃度であるのかを考慮するとよい．画像は本質的に，X線が身体を通り抜け，後ろに置いてある検出器で拾い上げられて作られた影である．約100年もの間，検出器はフィルムであったが，近年ではフィルムはデジタル化されている．しかし，基本的概念は今も同じである．X線源と検出器との間が空気のみ（四肢の周囲など）であれば，フィルムは強く感光され，その領域は黒くうつる．濃度の高い構造物，例えば骨では，X線が骨の中にとどまることになり，フィルムは感光されない．そのため，その領域は白くうつる．軟部組織は中間の灰色の濃度を示す．

金属の異物やその他，人が作り出すアーチファクトがないものと仮定すれば，X線上では4つの濃度で考えるだけである．カルシウムは白く，ガスは黒い．軟部組織では脂肪が灰色の色合いの中でもより暗くうつる．脂肪は他の軟部組織と比べるとX線の吸収がそれほど高くないためである．他の軟部組織はすべてやや明るい灰色の色合いである．液体も同様である（図1.1 参照）．

3. どんな異常も平易な言葉で記述せよ
   - 骨の名前（例：右脛骨），異常がある部位（例：近位，中間，遠位；頭部，頸部，骨幹部；骨皮質，骨髄腔）の記載．図1.2に基本的な小児と成人の骨関節用語を示す．
   - これらの用語の組み合わせと骨の解剖用語を意識して使う．
4. 関節構造体（骨，関節，関節軟骨，軟部組織）を考慮しつつ，系統だったアプローチを行う
   - 骨のアライメント：骨折や脱臼を疑うような骨の転位・偏位はあるか？
   - 骨皮質：おのおのの骨の辺縁をたどっていく．骨折やびらん性関節炎といった骨皮質の破綻があるか？
   - 骨の構築の乱れ：骨の濃度や骨梁構造の乱れはあるか？
   - 関節と軟骨：注意深く関節裂隙をみよ．関節裂隙の狭小化は関節軟骨の消失，もしくは軟骨の石灰化（軟骨石灰化症），もしくは新たな骨形成（例：変形性関節症にみられる骨棘形成）などを示唆する．
   - 軟部組織：骨関節周囲の軟部組織は骨と同じくらいよくみよ．例えば，もしも軟部組織が腫大しているときは，その関節に何らかの異常があるに違いない，と考えることができる．これは外傷を扱う2章でさらに解説するが，関節腫大のいかなる原因にも適応できる．

5. 撮影されたすべての単純X線写真をみよ．そして左右の関節を見比べ，関節周囲も観察し，前回の画像と比較せよ．
6. 常に臨床所見や検査所見，その他の画像と相関性があるか考えよ．
7. もし，それでもはっきりしなければ，持ちうるすべての情報をもう一度確認し，骨軟部専門の放射線科医と議論せよ．そして多領域の専門家が参加する放射線科カンファレンスに症例として呈示せよ．

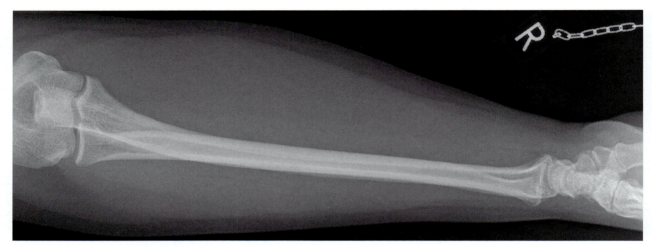

図 1.1　前腕単純X線写真（未調整）　白い部分＝カルシウム（骨にある），灰色の部分＝脂肪，灰白色の部分＝すべての他の軟部組織．前腕周囲の空気は黒で表される．

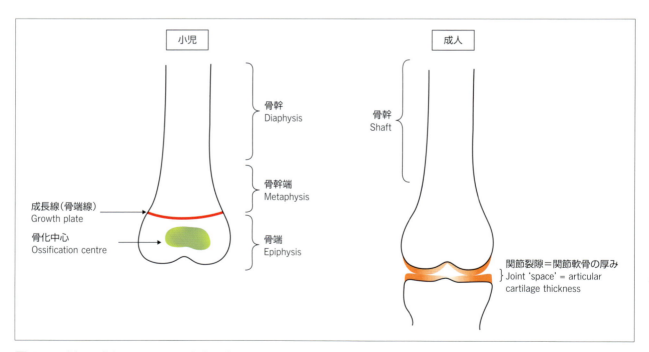

図 1.2　小児と成人での骨組織の名称の違い

骨関節の単純X線写真の正常解剖

このセクションでは単純X線写真における重要な解剖を提示する．以降の章を読む際には必要に応じて参照するとよい．

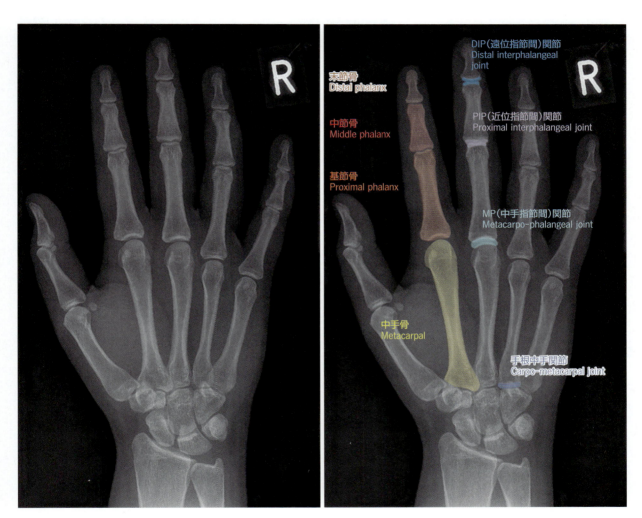

図 1.3　正常の手単純X線写真正面像

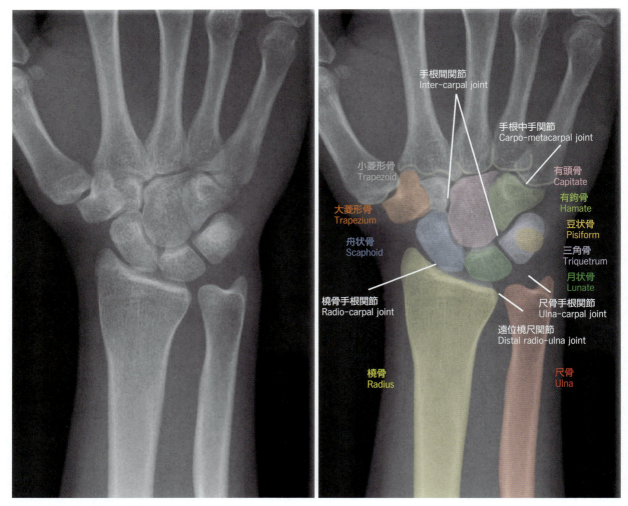

図 1.4 正常の手関節単純 X 線写真 PA 像

大菱形骨（trapezium）は母指（thumb）に接している．

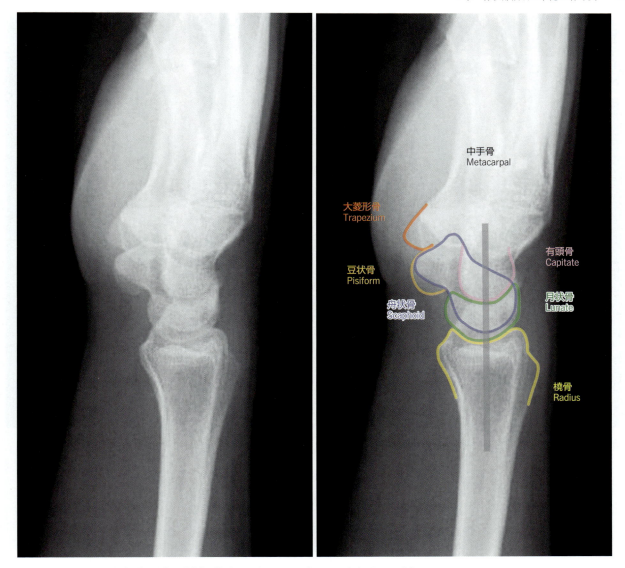

図 1.5　正常の手関節単純 X 線写真側面像〔→ 2 章の 4Cs（図 2.33）参照のこと〕

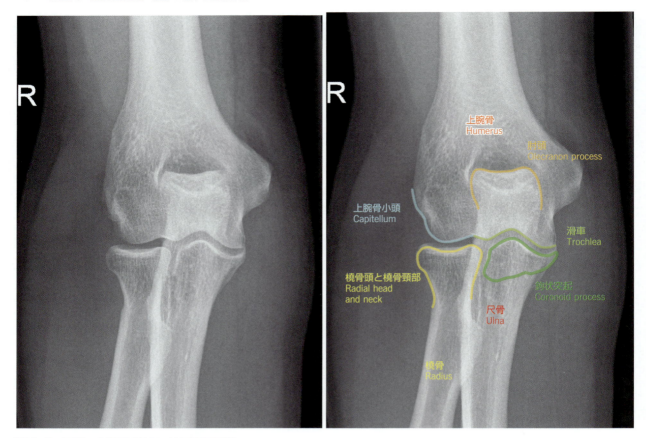

図 1.6　正常の肘関節単純 X 線写真正面像

1章 骨軟部領域の単純X線写真 11

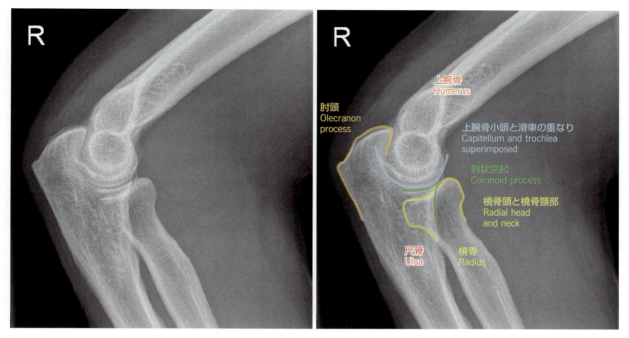

図1.7 正常の肘関節単純X線写真側面像

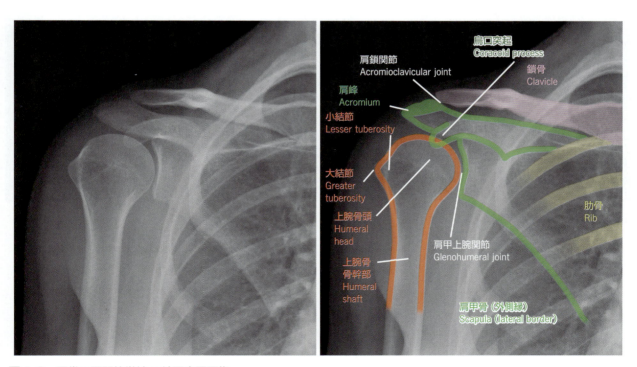

図1.8 正常の肩関節単純X線写真正面像

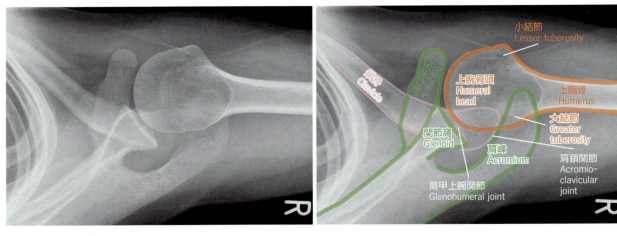

図 1.9　正常の肩関節単純 X 線写真軸位像

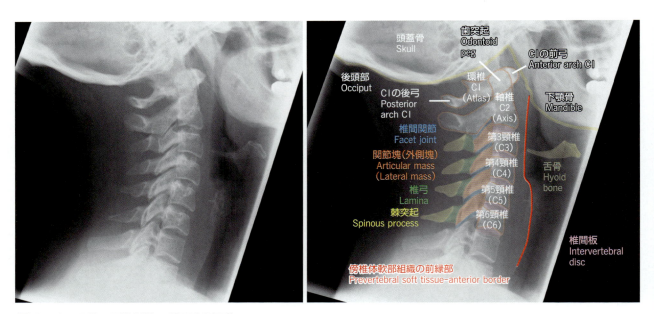

図 1.10　正常の頸椎単純 X 線写真側面像

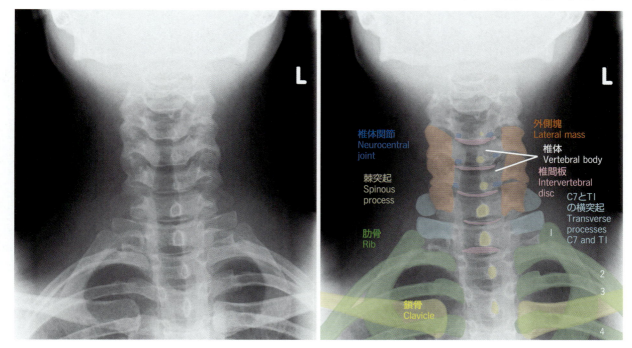

図 1.11　正常の頸椎単純 X 線写真正面像

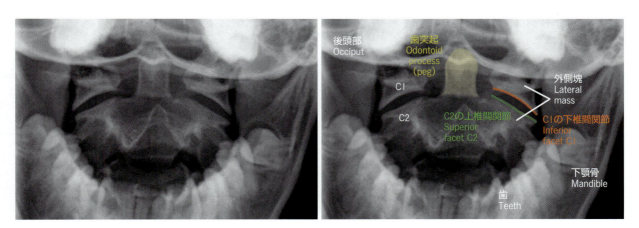

図 1.12　正常の頸椎単純 X 線写真開口位

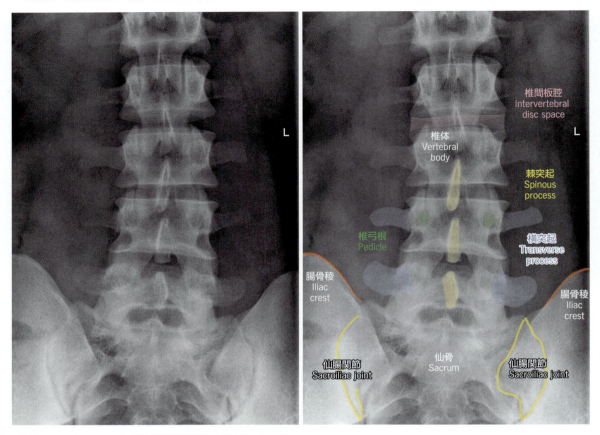

図 1.13 正常の腰椎および仙腸関節単純 X 線写真正面像

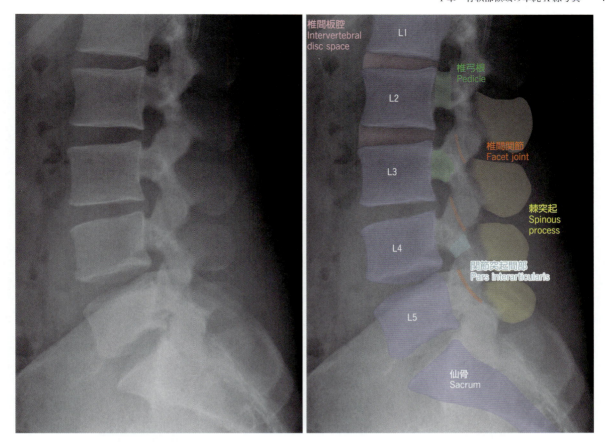

図 1.14　正常の腰椎単純 X 線写真側面像

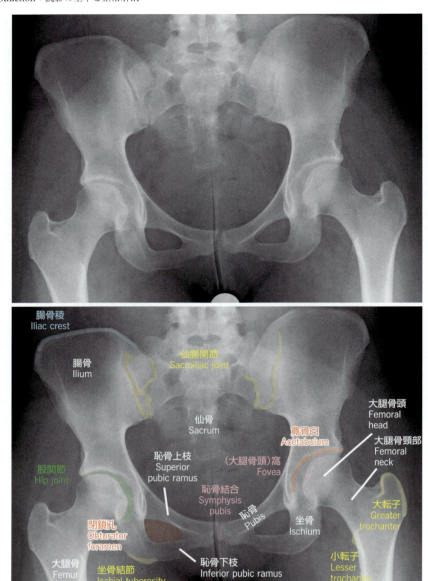

図 1.15　正常の骨盤単純 X 線写真正面像

1 章　骨軟部領域の単純 X 線写真　17

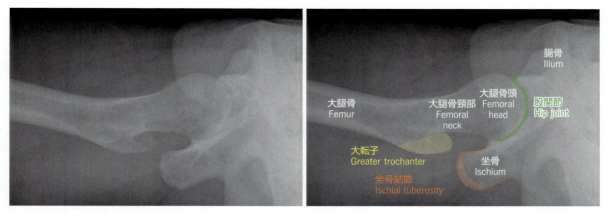

図 1.16　正常の股関節単純 X 線写真側面像

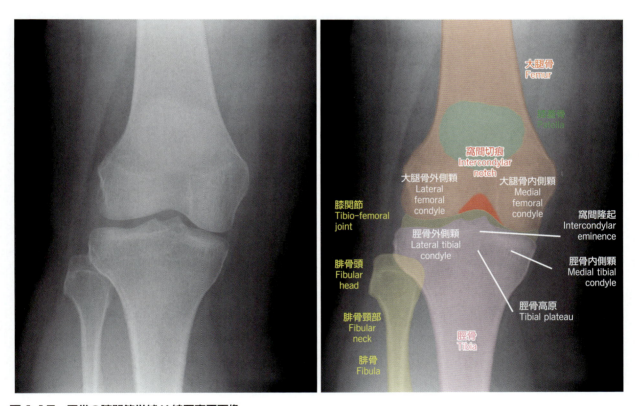

図 1.17　正常の膝関節単純 X 線写真正面像

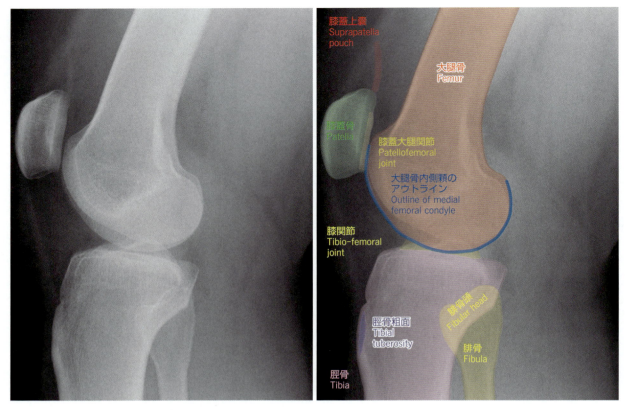

図 1.18 正常の膝関節単純 X 線写真側面像

側面像では，大腿骨内側顆は丸くみえる．外側顆は sulcus（溝）があるためややでこぼこしている．

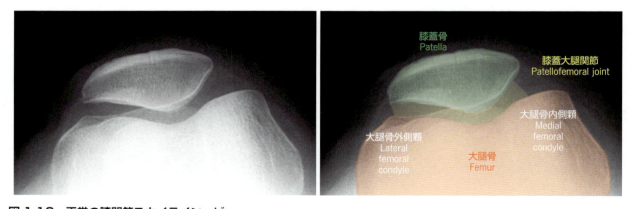

図 1.19 正常の膝関節スカイライン・ビュー

膝蓋骨は外側 Facet が大きい．

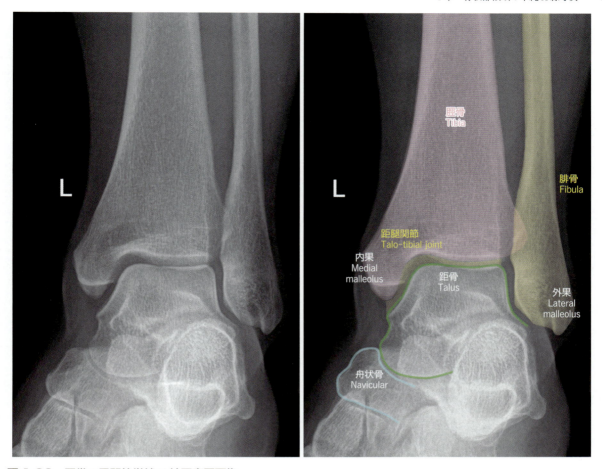

図 1.20　正常の足関節単純 X 線写真正面像

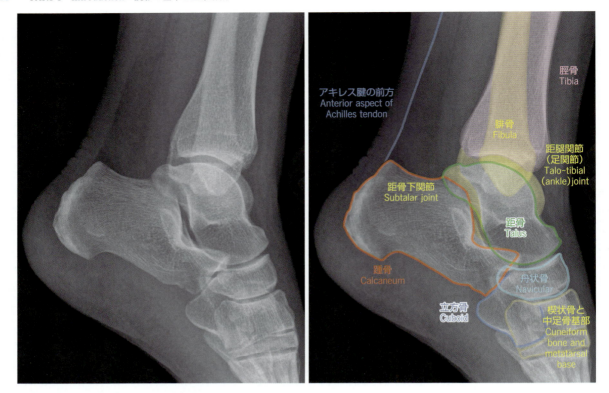

図1.21　正常の足関節単純X線写真側面像

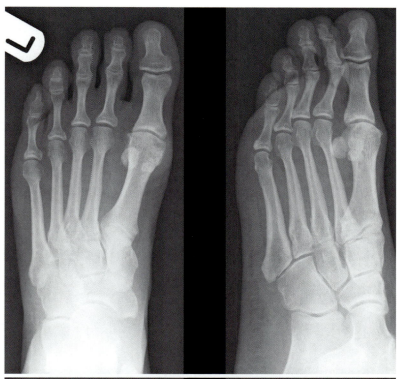
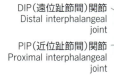
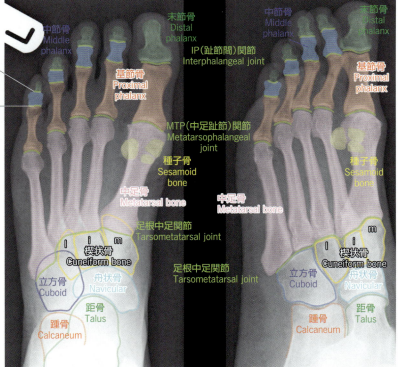

図 1.22　正常の足部単純 X 線写真正面像と斜位像（内側種子骨の 2 分節化は正常変異である）
楔状骨は l＝外側，i＝中間，m＝内側

参考文献

1. The Ionising Radiation(Medical Exposure)Regulations 2000(IR(ME)R 2000), The Department of Health 2012. Available at：https://www.gov.uk/government/publications/the-ionising-radiation-medical-exposure-regulations-2000(accessed on 19 September 2014).

PART 2

PATHOLOGY：

骨軟部疾患の画像所見

2 章 外傷

骨関節の傷害

この章では，骨と関節の外傷を指摘するための単純X線写真の評価方法や，その画像の読み方を学ぶ．特徴的なサインや，外傷を指摘するためのわずかな手がかりとなる所見が記載されている．小児の外傷など，いくつかの特殊な外傷は本章の後半で扱う．CTやMRI，超音波検査（US）といった他のモダリティは外傷の診断において重要な役割を持つため，必要に応じて言及している．

骨折の画像所見

大部分の症例では骨の上に透亮像を認めるため，骨折を視覚的にとらえることは可能である．骨折によって分けられた骨片があり，おのおのの骨片の間にはギャップ（間隙）が存在する．骨折部分では，正常であったアライメントに変化が現れる（転位）（図2.1）．転位が大きくない場合，骨折線の指摘が困難な時もある（図2.2）．

骨片同士が離れていない，もしくは単純X線写真の撮影条件が不良で骨片の離開がはっきりしない場合では，骨折のたった1つのサインは骨皮質のわずかな段差や不整のみである（図2.3）．皮質は正常であれば辺縁が平滑であるため，おのおのの骨の辺縁もたどっていき，皮質の段差あるいは不整がないか確認する．

もし骨片が離開せず，重なってしまった場合，骨折は**濃度の高まった帯状影**として認められる．これは，重なり合った骨片によって単位当たりの骨量が2倍になるためである（図2.4）．似たような骨の濃度上昇は，単純X線写真の入射角のせいで骨片同士が重なった場合でも発生する．

さらに，軟部組織の局所的な腫脹が単純X線写真でみえるときは，同部位に最近の受傷の可能性がある．骨折部分を覆う皮膚の輪郭は，腫脹によって位置がずれていく（図2.5）．軟部組織の腫脹は骨折がなくても発生するため，二次的な所見ともいえる．しかし，外傷に一致した異常を示すため，役立つ手がかりでもある．

・骨軟骨骨折 osteochondral fracture

骨軟骨骨折という言葉は関節面の骨折に使われ，関節軟骨とそれの直下にある骨の傷害である．骨同士の衝突によって引き起こされる．何らかの外傷が関節に加わった

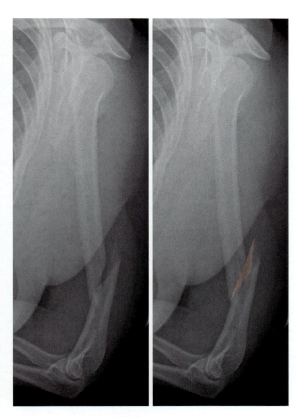

図2.1 上腕骨遠位部骨折 所見：骨折部で転位がみられるため，骨のアライメントは不良になっている．骨折によって骨構造の連続性は失われている．オレンジ色の部分が骨折線である．

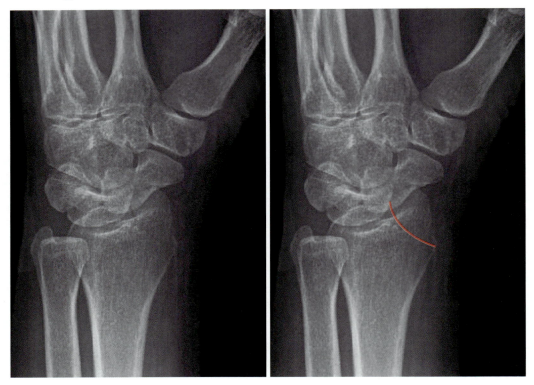

図 2.2　橈骨茎状突起の転位のない骨折　所見：骨はほぼ正常な形状を示すが，骨折線（オレンジ色）と思われるわずかに濃度の低い黒っぽい線状透亮像が，橈骨茎状突起に認められる．

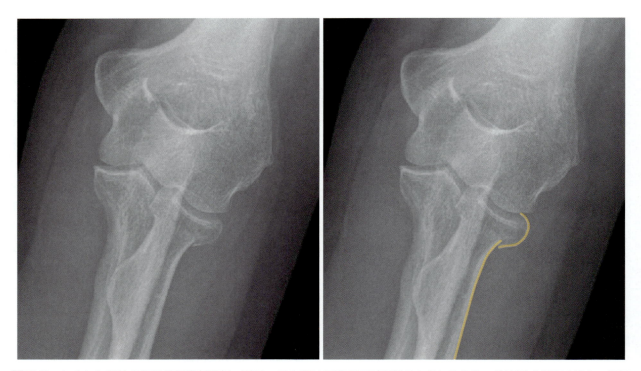

図 2.3　わずかな転位のある橈骨頸部骨折　所見：骨皮質は平滑でほぼ正常のようにみえる．注意深く観察すると，橈骨頭部から頸部（黄色）にかけて辺縁にわずかな段差が認められる．

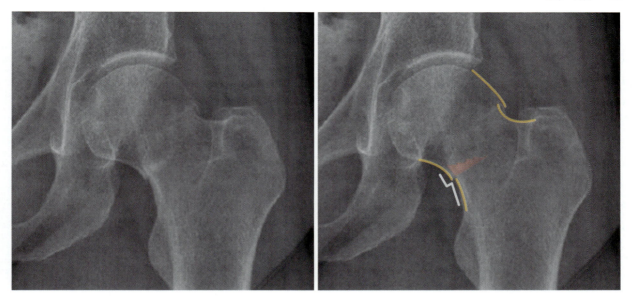

図 2.4　わずかな転位のある大腿骨頸部骨折　所見：大腿骨頸部を部分的に横走する濃度上昇域が認められ，骨折（オレンジ色）である．骨折によって骨梁が重なり合うことで濃度上昇が起こる．骨の辺縁の段差が大腿骨頸部の内外側に認められる（黄色）．

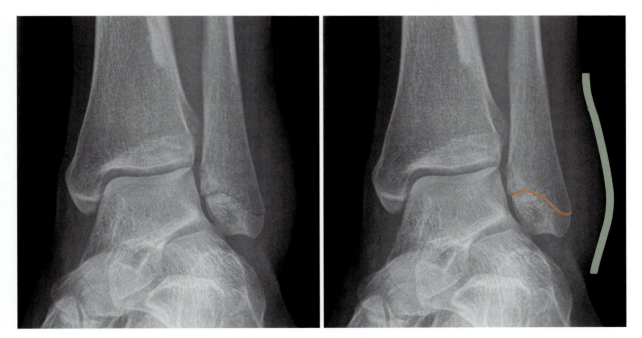

図 2.5　外果の転位のない横骨折（オレンジ色）と，それに伴う軟部組織腫脹　皮膚表面のより黒っぽくみえる空気（緑色）と対比すると，局所的な軟部組織の腫脹がよく評価できる．

ら，関節面をよく観察することが重要である．骨軟骨骨折はしばしば微細な所見であり，わかりにくい．骨軟骨片の軟骨は単純 X 線写真ではみえないが，軟骨が付着している骨の辺縁は観察できる．それはしばしば薄片のようにみえる（図 2.6）．骨軟骨片は大きく動いていないこともあれば，母床骨から離れて，関節内のどこかほかの場所にあることもある．例を挙げると，膝関節の骨軟骨損傷では，骨軟骨片は膝蓋上嚢の内側陥凹もしくは外側陥

凹で浮遊していることがある．骨軟骨片の骨は，平滑で円形の関節を形成していた面と，不整で皮質部分の存在しない骨折を示す面とがある．注意深く観察し，(1)転位している(移動している)骨軟骨片と，(2)それに対応する関節面を同定する．みえている骨片はしばしば小さくみえるが，付着している軟骨は骨より大きいこともある．関節面のダメージは関節の痛みや拘縮などといった長期の後遺症をもたらすため，明らかに小さな骨軟骨片であっても指摘することが重要である．

・裂離骨折 avusion fracture
もし軟部組織が十分な緊張のもとにおかれたら，軟部組織が断裂するか，骨の付着部から骨片をもぎ取るかのどちらかが発生する．後者が裂離骨折である．それゆえ裂離骨折は靭帯や腱，筋肉や関節包の付着部にしか発生しない．単純 X 線写真で，これらの靭帯や腱などに沿った軟部組織の腫脹があると診断しやすい(図 2.7)．

・疲労骨折と脆弱性骨折 stress and insufficiency fracture
大部分の骨折は単発の大きな外力が原因であるが，疲労骨折はそれ以下の小さな力が繰り返し骨にかかることで引き起こされる．例えば，脛骨骨幹部の疲労骨折はランニングで，腰椎の関節突起幹部の疲労骨折はクリケットやボーリング，第 3 中足骨疲労骨折は慣れない長距離のウォーキングなどで発生する(図 2.8)．

　骨そのものは正常であるものの，骨に繰り返される外力が原因で発生するのが疲労骨折であるが，もしも骨が病的な状態であれば，微細な外力で骨折が発生する．これは脆弱性骨折として知られている(図 2.9)．脆弱性骨折は骨粗鬆症の患者によく認められる．

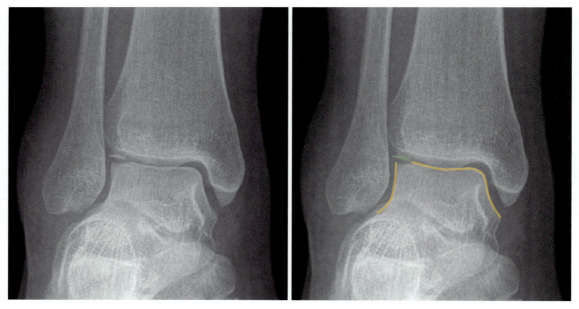

図 2.6　距骨滑車外側の骨軟骨骨折　所見：距骨滑車の関節面を追っていくと，骨皮質の途絶(黄色)と，小さな骨軟骨片が石灰化濃度(緑色)として認められる．これは少し転位しており，関節内に突出している．距骨滑車の内側もしくは外側縁の骨折は比較的よくみるが，容易に見落としてしまうことが多い．事実，1/3 の症例が，最初の単純 X 線写真ではみえない．足関節の外傷の場合，どの患者においても距骨滑車に注意して観察することが重要である．

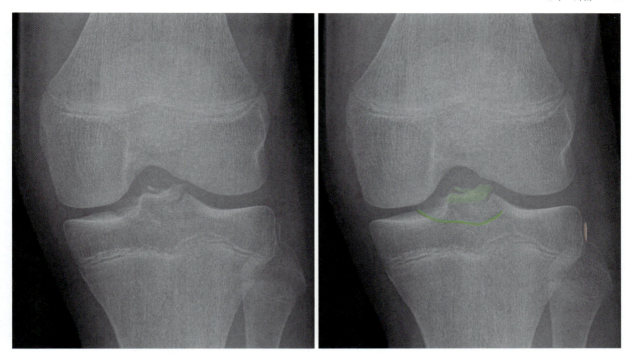

図 2.7 若年患者の膝関節単純 X 線写真正面像で，2 つの裂離骨折が認められる．緑色に色づけした骨片が脛骨窩間隆起であり，前十字靱帯の牽引によって剥離している．オレンジ色の骨片は脛骨の骨皮質の裂離であり，外側の関節包の付着部の牽引による剥離である．この外側の損傷は特に問題ないようにみえるが，ACL および半月板損傷と強い関連があり，Segond 骨折とよばれる．

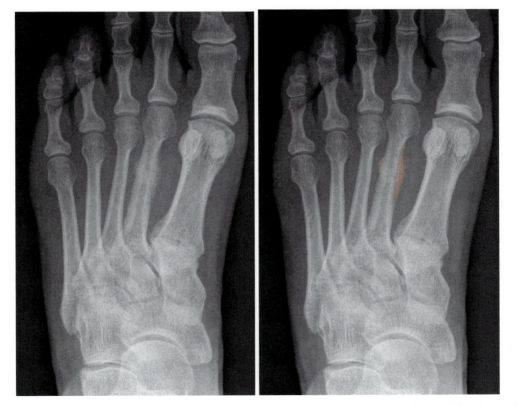

図 2.8　第 2 中足骨遠位骨幹部の疲労骨折（典型例）　転位がなく，骨折線も単純 X 線写真上で認められない．しかし骨折のある場所の両側に，発達した仮骨が認められる（オレンジ色）．

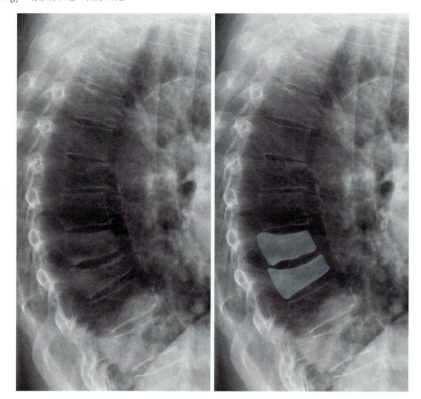

図 2.9 背部痛のある高齢女性．特に外傷歴はない．中等度から高度の楔状骨折を 2 椎体に認める（青色）．この所見は脆弱性骨折を示す特別なものではない．脆弱性骨折かどうかは既往歴と他の原因の除外で判断する．

・病的骨折 pathological fracture
この言葉は大まかには骨構造を弱くさせるような局所的な病変によって骨折した場合に使われる．典型的なケースとして，骨破壊をきたす転移病変（図 2.10）が挙げられる．しかし，病的骨折は骨を弱くさせるような良性疾患でも引き起こされる．

・骨折のようにみえる所見
単純 X 線写真では，骨折に似ている所見を呈するが骨折でないものは数多くある．そういうものは，いくつかのピットフォールとして覚えておくと役立つ．
　副骨端核や副骨（accessory ossicle）は，よくある正常変異である．特徴としてそれらは小さく，丸く，関節に沿って存在している．さらに，辺縁が平滑であり，骨皮質が骨すべてを覆っている．それに対し，骨片はどこかの面に骨皮質の欠損した不整で鋭角な（とがった）領域が認められる．また，その辺縁はかつて骨にくっついていた領域でもある（図 2.11）．
　皮膚のしわは単純 X 線写真で黒いラインを作りだし，あたかも骨折様にみえることもある．しかし，そのライン全体を追っていくと，骨の辺縁を超えて広がっていくため骨折の否定につながる（図 2.12）．

骨折の記述
骨の外傷を誰に話しても理解してもらえるように，どのように評価し記述するか，リストアップしておくとよい．

2 章 外傷　31

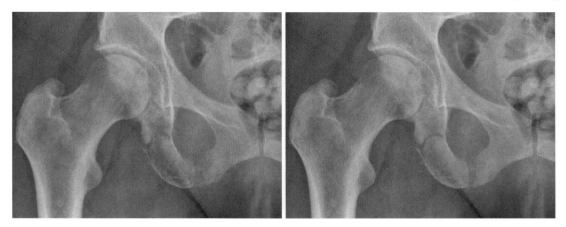

図2.10　右坐骨恥骨枝の病的骨折　2本の骨折線（オレンジ色）を認めるが，背景の骨構造が異常であり，境界不明瞭な透亮像が寛骨臼から恥骨下枝に広がっている．溶骨型骨転移の所見である（緑色）．正常な骨構造を示す領域（対側など）と比較するとよい．

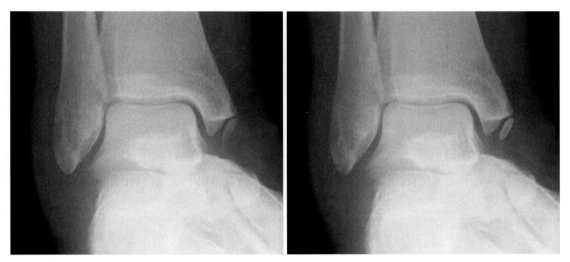

図2.11　副骨端核（青色）が内果に沿って認められる．副骨端核は辺縁平滑で円形であり，骨皮質が骨をすべて覆っていることに注意する．

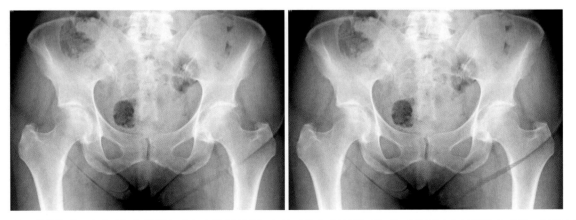

図2.12　軟部組織のしわが，転子部から左大腿骨頸部にかけて横走する黒いライン（青色）として認められる．骨折と間違えるかもしれないが，このラインは骨の境界を越えて軟部組織に向かっていくのがみえる．

・どの骨の骨折か？
骨の名前，骨折したのは右なのか左なのかを記載すること．
　RやLといった文字は常に単純X線写真の隅に認められ，患者の右側，左側を表している．例えば図2.13は，「右」の中指中手骨の骨折を示している．
　【注意】この本ではスペースの関係で大部分の左右のマーカーは削除している．

・骨折の部位
図2.13で，骨折は中手骨の**近位骨幹**に認められる．
　骨折線が関節面に及んでいるかどうか記載することは重要である．関節面が不整になれば，二次性の変形性関節症の原因になる．関節内骨折は異なった治療が必要になるため，確実に診断しなければならない（図2.14）．

・骨片の数
シンプルに骨が2つになる骨折（単独骨折）なのか，それとも骨片がたくさんある骨折（複合骨折）なのか？　多数の骨片が存在する時は，複合骨折，重複骨折もしくは粉砕骨折という言葉を用いる（図2.15）．

・骨折の方向
図2.13の中手骨骨折は横骨折である．骨折の向きは縦方向，斜方向もあり，捻転力が働いていればらせん骨折などとよぶ（図2.16）．

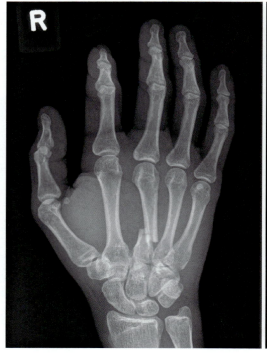 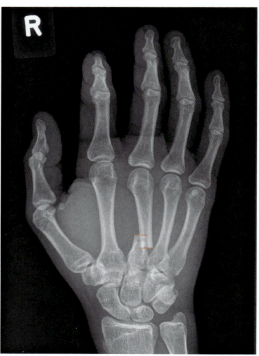

図2.13　骨折部位　右手の中手骨近位骨幹部の骨折が認められる（オレンジ色）．

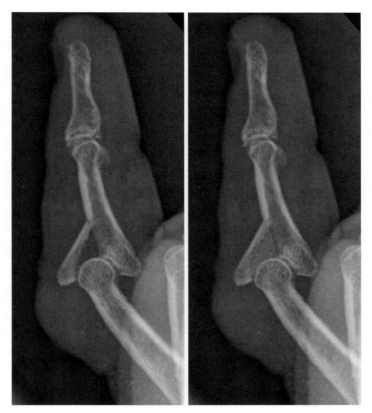

図 2.14　骨折の関節面への進展　中節骨の骨折が，近位趾節間関節に広がっている．

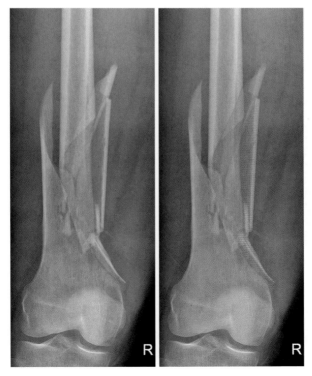

図 2.15　大腿骨遠位骨幹部骨折が認められ，2つ以上の骨片が指摘できる．このような骨折を複合骨折もしくは粉砕骨折とよぶ．

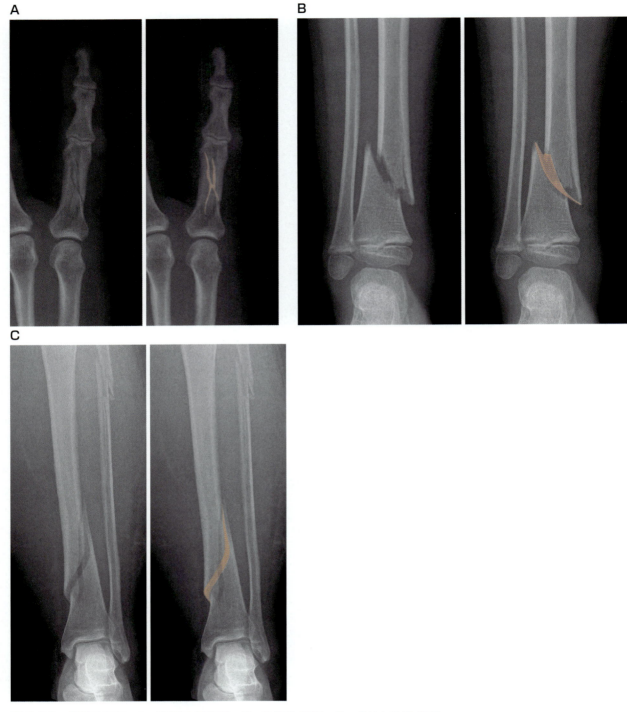

図 2.16 骨折の方向　A：縦骨折–基節骨，B：斜骨折–脛骨，C：らせん骨折–脛骨

・転位・脱臼 displacement

骨折部位から離れている骨片の位置は常に記載する．どうやってこの骨片のアライメントが外傷前の位置から動いて，正常のアライメントを乱してしまったのか考えること．図 2.17 の"anatomical position（解剖学的肢位）"は，転位・脱臼を記載する前に理解する肢位である．

転位は，アンギュレーション(くの字型変形)やシフト(偏位)，もしくはその両方をきたす．アンギュレーションとシフトは，内側，外側，前方，後方，どの方向にも起こる．近位や遠位への偏位もありうる．転位は1方向の写真では隠されて見落とす可能性があるため，2方向の単純X線写真をみることが重要である(図2.18)．図2.19に例を挙げる．

　同様に脱臼の表現として，関節を形成する骨の遠位側の状態を述べ，近位側の骨の損傷を記述する(図2.20)．

　脱臼のケースでは，遠位部の骨の名称はしばしば省略される．例えば，肩関節に関しては"前方脱臼"もしくは"後方脱臼"があるが，これは上腕骨頭の位置を基本にしている．

　脱臼という言葉は，2つの関節面が関節を形成していないことを指す．亜脱臼の場合は一部で関節面が形成されているが，アライメントは不整である．

　rotational deformity(回旋変形)は，単純X線写真では正しく示されず，臨床的に評価される．もちろん，閉鎖骨折(単純骨折)であったり，開放骨折(複雑骨折)であったりするならば，その骨折を記述することは重要である．しかしくどいようであるが，この場合では臨床的評価が放射線的な診断より大切である．

・関節損傷のほかのサイン

特定の関節では，関節内の軟部組織腫脹が単純X線写真側面像を使って診断することができる．腫脹という所見は特異的なものではないが，それが存在するとき，その関節に影響を及ぼす重要な病態があることを意味する．

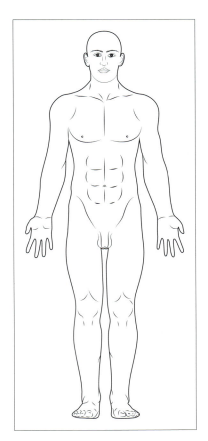

図2.17　解剖学的肢位

36　PART 2　Pathology：骨軟部疾患の画像所見

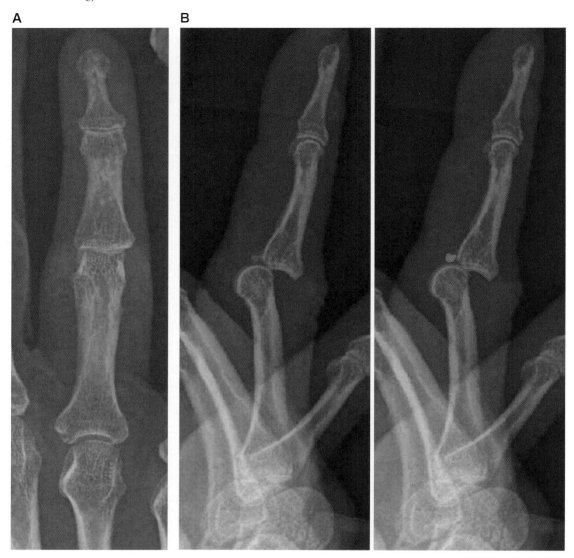

図 2.18　2方向撮影（90°の角度をなす撮影方向）が外傷の同定と脱臼の評価に必要になる．近位指節間関節（PIP 関節）の損傷は単純 X 線写真正面像（**A**）では指摘困難であるが，側面像（**B**）では PIP 関節の関節面がずれており，背側亜脱臼が明瞭に認められる（青色）．また骨折も合併し，小さな骨片も認められる（オレンジ色）．

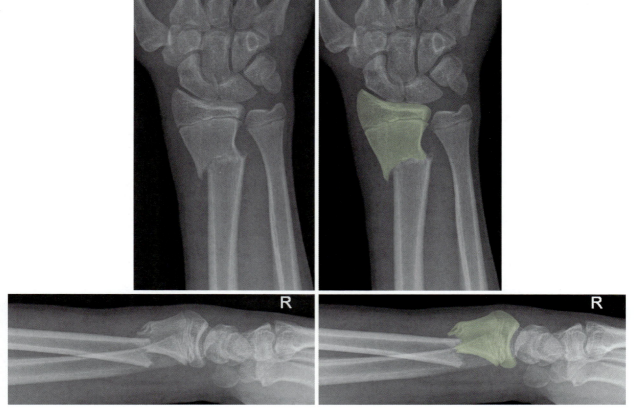

図 2.19　橈骨遠位骨幹部骨折　遠位骨片の転位を評価するには，単純 X 線写真側面像で背側転位を，正面像では側方転位と，くの字型の変形をみる．

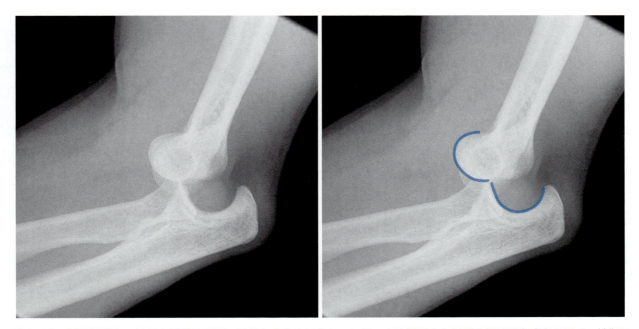

図 2.20　肘関節脱臼　橈骨と尺骨は正常の肢位から後方転位している．上腕骨滑車と肘頭の関節面を青色で示す．外傷の所見はこのように記述する➡「橈骨と尺骨は後方に脱臼している」．しかしたいていは省略され「肘の後方脱臼を認める」になる．

例えば，膝関節単純 X 線写真の側面像で膝蓋上嚢を観察すると，膝の腫脹を指摘できる．膝蓋上嚢は膝関節と連続しており，大腿骨と大腿四頭筋の間に広がっている．膝蓋上嚢は側面像で明るい灰色の層として認められる．それは濃い灰色で表される前後の脂肪によってシルエットが形成されるためである．正常の状態では，2 mm ほどの薄い構造物としてとらえることができる(図 2.21)．しかし関節が腫脹した場合，この厚みが増加する(図 2.22)．関節腫脹の原因は，液体貯留，関節血腫，滑膜肥厚などが考えられ，これらはすべて同じ明るい灰色を示す．もしも関節を形成する骨の 1 つに骨折が存在したら，骨折部からの出血が関節内に貯留し，関節を膨張させる．同時に骨髄由来の脂肪が骨髄から関節内に入り込み，骨髄脂肪と血腫とで層を形成する．もし明らかな脂肪が存在しているならば脂肪血関節症(lipohaemarthrosis)であり，horizontal-beam lateral X-ray で指摘できる．脂肪と血腫で構成される層は，膝蓋上嚢で異なった濃度で認められる(図 2.23)．

脂肪血関節症は膝の関節内骨折の約 1/3 の症例でみられ，残りの 2/3 では単なる関節血腫のみである．

足関節の側面像では，関節の前面の腫脹をとらえることができる(図 2.24)．

肘の腫脹の場合は腫脹のとらえ方が少し異なり，肘関節の内部に存在する 2 つの fat pad に着目する．上腕骨遠位端の前側と後側には，肘頭窩と鉤突窩に位置する小さな fat pad がある．関節内に液体が増加してくると，これらの fat pad の下に貯留し始め，だんだん肘頭窩外，鉤突窩外へ押し上げていく．最終的には側面像ではっきりと認められるようになる(図 2.25)．

2章 外傷　39

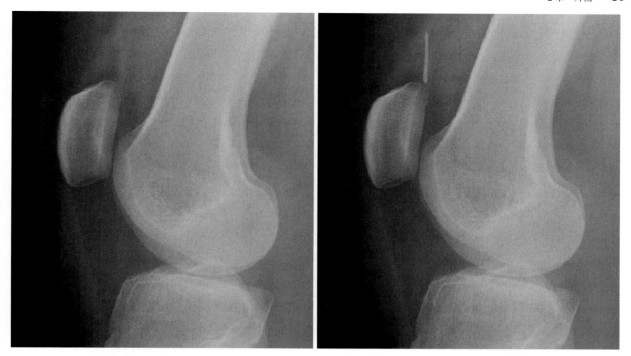

図 2.21　正常膝関節単純 X 線写真側面像　明るい灰色を示す膝蓋上嚢は，両側にある濃い灰色の脂肪組織に挟まれている．そのため膝蓋上嚢の厚みが観察可能である．正常では厚みはたったの 2，3 mm である（緑色）．

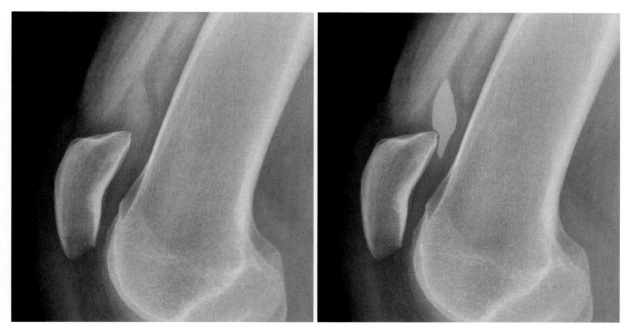

図 2.22　膝関節が腫脹しているとき，膝蓋上嚢の厚みが増加してみえる（緑色）．

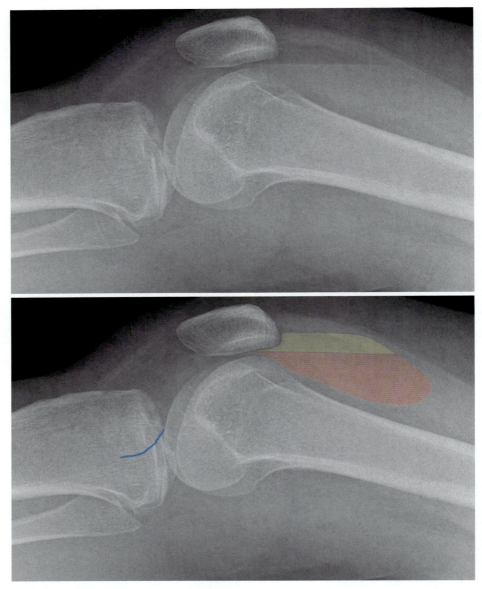

図 2.23　脛骨高原骨折の患者の脂肪血関節症　低濃度を示す脂肪(黄色)が，血液と層を形成している．脂肪は膝蓋上嚢内で血液(赤色)の上層に存在している．この所見より関節内骨折が疑われる．小さな骨折線が脛骨の関節面(青色)に広がっているのが認められる．

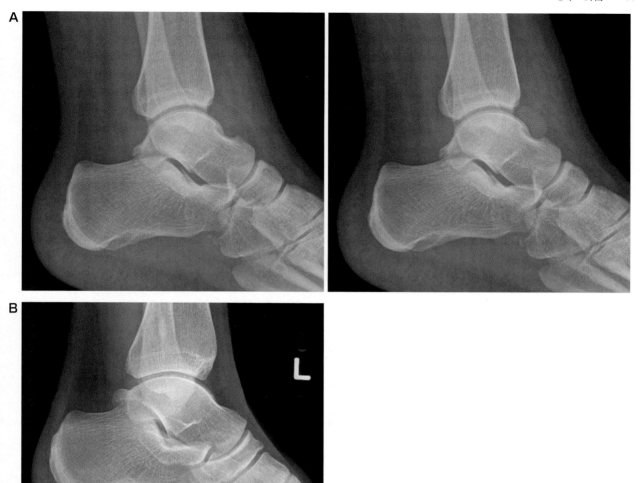

図 2.24 A の足関節単純 X 線写真側面像では，より明るい灰色をした関節の腫脹（オレンジ色）がみえる．B の正常像と比較すると，この領域にはやや暗い灰色の脂肪が存在している．

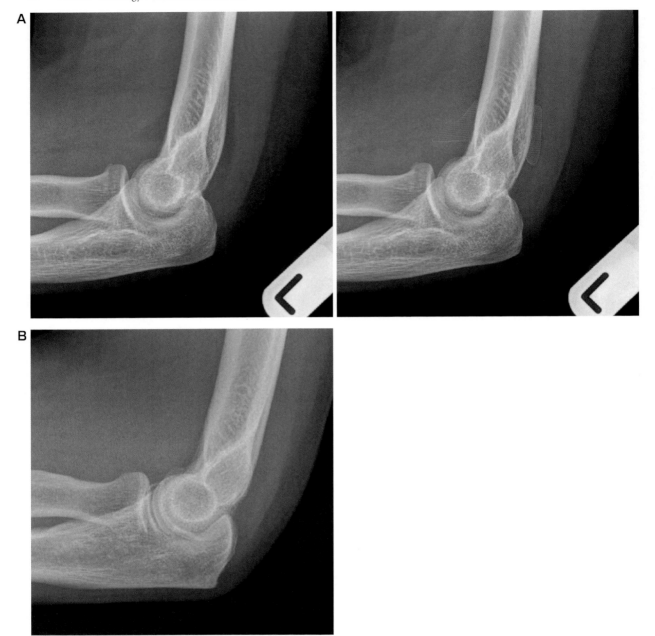

図 2.25 肘関節での腫脹の評価は(ほかの関節とは)少し異なり,脂肪と他の組織とのコントラストをみていく.肘関節内の前後にある脂肪組織は,通常では関節包の辺縁を構成していないが,関節の腫脹があるとこれらの脂肪が出現してくる.これらの脂肪は上腕骨遠位の前後にあるくぼみに存在している(側面像ではみえづらい).しかし,関節内の液体増加や滑膜の肥厚が脂肪を上方に押し上げていく.そのため脂肪が目立ってくる(紫色).**B** の正常像と比較するとよい.

特殊な外傷

多くの骨折や脱臼は，比較的簡単に単純X線写真で診断できる．しかし特殊な骨折の場合では画像で最大限の情報を引き出し，なおかつミスを避けることが必要である．

肩関節

肩関節を構成する上腕骨は，肩甲骨の関節窩に対して可動域が大きい．この関節は多方向で広範囲の運動を行うことができる．しかし，関節の安定性は犠牲になっており，他の関節と比べて脱臼が多い．

外傷後の単純X線写真の撮影は，AP view（正面像）が標準である．2番目の撮影肢位は，軸位像もしくは側面像である．肩関節の脱臼やその他の外傷を評価するとき，放射線学的な解剖を理解することは重要である．ゆえに，図1.8，図1.9に戻って参考にするとよい．関節窩や上腕骨頭を2方向で観察することで，上腕骨頭が関節窩の中央に位置していることを確認できる．そうでなければ，脱臼や亜脱臼の状態である．肩関節脱臼の95%は前方脱臼である（図2.26A）．正面像で上腕骨頭の関節面は関節窩に対して正常なアライメントを呈していないことはわかるが，正面像のみでは（2番目の撮影肢位を撮らない限り）上腕骨頭が関節窩の前側にあるのか後側にあるのかはわからない．正面像に対して垂直な撮影方向で写真をとり，評価する必要がある．その方向は軸位像（図2.26B）もしくは側面像（図2.26C）である．軸位像もしくは側面像のどちらかで，上腕骨頭の脱臼が関節窩に対して前方か後方かのチェックを行う．烏口突起をみつけることによって脱臼の向きを確かめる方法もある．烏口突起は前方を示す指先に似ている．一度オリエンテーションを把握し，関節窩をみつけることができたら，以下のことを確認することができる．①上腕骨頭の関節面が関節窩の近傍になく，お互い平行の位置関係にない．②脱臼があるのなら，前方か後方のどちらかに上腕骨頭がある．5%は後方脱臼である（図2.27）．後方脱臼はたいてい（てんかんのような）発作や感電などで発生する．

脱臼は骨折を合併することがあり，そのため常に骨片の指摘やその他骨折のサインを，最初の単純X線写真と整復後の写真の両方で確認する（図2.28）．

肘関節

肘の骨折，例えば橈骨頭や橈骨頸部はしばしばわかり難く，fat pad sign は外傷を証明する重要な手がかりとなる（図2.29）．

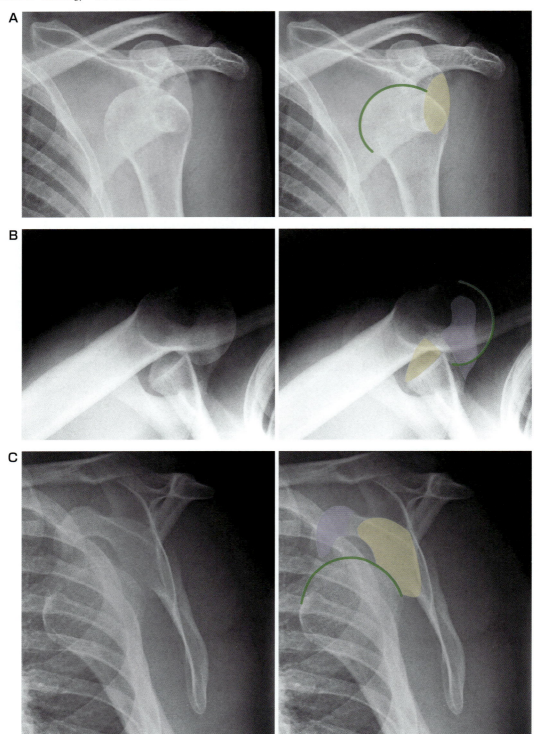

図 2.26 肩関節前方脱臼

A：単純 X 線写真正面像　上腕骨頭の関節面（緑色）は関節窩（黄色）と関節を形成していない．上腕骨頭は内側偏位し，関節窩を超えて飛び出している．

B：軸位像　骨の解剖を把握することで，上腕骨頭と関節窩の関節面をみつけることが可能となる．脱臼して関節面が隣り合ってないのがみえる．烏口骨（紫色）の同定などで肩甲骨の前方面を確かめることによっても，上腕骨の前方脱臼がわかる．

C：側面像　正面像（**A**）や軸位像（**B**）と同様，上腕骨頭，関節窩と肩甲骨の後方をチェックし，前方の脱臼であることが確認できる．

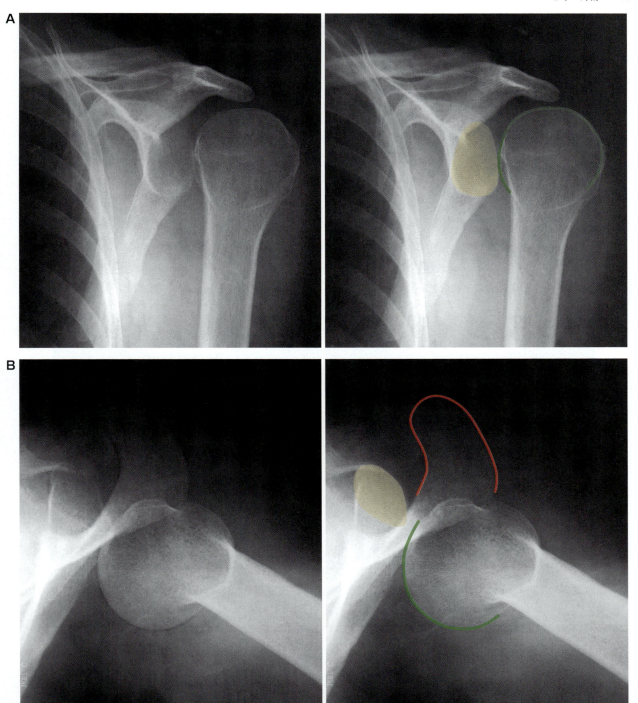

図 2.27 肩関節後方脱臼

A：単純 X 線写真正面像　脱臼がはっきりしない．これは上腕骨頭（緑色）が関節窩（黄色）の関節面のレベルに存在しているためである．しかし，関節窩の関節面が異常なほどみえすぎている．"bare glenoid" sign である．上腕骨は内旋し，"light bulb（電球）"を示す．後方脱臼している患者の上腕は内旋固定されている．

B：軸位像　肩甲骨のうつっている範囲が小さい．これは患者が肩を外転させるのが困難なためである．結果として烏口突起が写真に含まれていない．しつこいようだが，解剖の把握は脱臼の存在を明らかにするので重要である．肩峰（オレンジ色）は前方に移動し，鎖骨の遠位端と肩鎖関節を形成している．

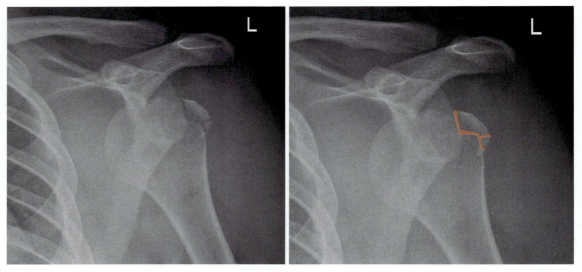

図 2.28　肩関節脱臼を伴った上腕骨大結節骨折　骨折線（オレンジ色）が大結節から上腕骨頭の間に認められる．

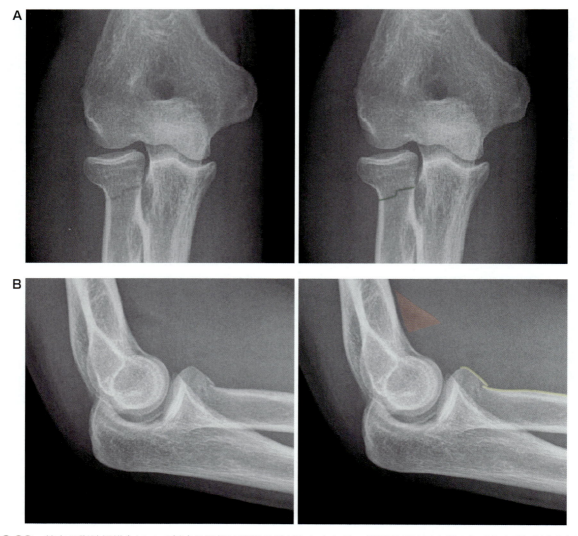

図 2.29　前方の脂肪組織（オレンジ色）の評価は異常の手がかりとなる．橈骨頸部は骨皮質のわずかな断裂（黄色）と前方への角度形成がある．骨折線を緑色で示す．

手関節

手関節の骨折は一般的であり，転倒の際に手をつくことで高頻度に受傷する．骨折を作り出す明らかな外力があるとき，手関節の最も脆弱な部分が骨折する．10代や若年成人の場合では，舟状骨骨折が最も多い．この骨は近位と遠位の手根骨をつなぐ役割をしているため，強力な外力を受けやすい．

もし舟状骨骨折が臨床的に疑われたら，舟状骨にターゲットを絞った特殊撮影が必要である．これは正面・側面像のほかに，2種類の斜位像をさす(図 2.30)．転位のある舟状骨骨折は，通常最初に撮影された単純 X 線写真で確認できると思われるが，転位のない骨折の場合は，2週間後に単純 X 線写真を再撮影してもはっきりみえないことがある．この場合，骨折の有無を明らかにするために MRI が選択される(図 2.31)．

MRI は骨腔内の異常を画像化でき，骨折線やその周囲の骨髄浮腫・出血といった異常に対する感度が高い．また，舟状骨骨折の除外や，痛みや何らかの症状を引き起こす骨折以外の原因を指摘することも可能である．

橈骨遠位端骨折はどの年代でも発生するが，骨粗鬆症の頻度が高い高齢者に好発する(図 2.32)．橈骨遠位端骨折はすべて"Colles"骨折として言及されてしまうが，Abraham Colles の報告したこの骨折は，"*Distal one-and-a-half inches of the radius with dorsal angulation and dorsal displacement*(背側への転位を伴う橈骨遠位端から 1.5 インチの骨折)"である．厳密にいえば，彼の名前はこの定義に基づいた骨折にのみ使用されるべきである．全体のルールとしては，その名前を使用するよりむしろ骨折の状態をきちんと描写するほうがよいと思われる．そのほうが，どんな外傷に対してもはっきりしたコミュニケーションが可能となる．

月状骨周囲脱臼は，単純 X 線写真で指摘するのが困難な手関節損傷である．正常の解剖学的構造が激しく破綻しているものの，手根骨のアライメントを注意深く観察しない限り簡単に見落とされてしまう．手根骨のアライメントを観察する 1 つの方法として，単純 X 線写真側面像で"4Cs(4 つの C)"をみるとよい(図 1.5 参照)．有頭骨の近位関節面は C 型を呈していることに注目せよ．有頭骨は月状骨の遠位関節面の C 型部分に座っているようにみえる．また月状骨の近位関節面も C 型を呈しており，これも 4 番目の C, 橈骨の遠位関節面に座っている．正常の手関節の正面像を比較すると，月状骨周囲脱臼の場合では月状骨が部分的に有頭骨と重なっており，月状骨は円形ではなく三角形の形態を示している(図 2.33)．

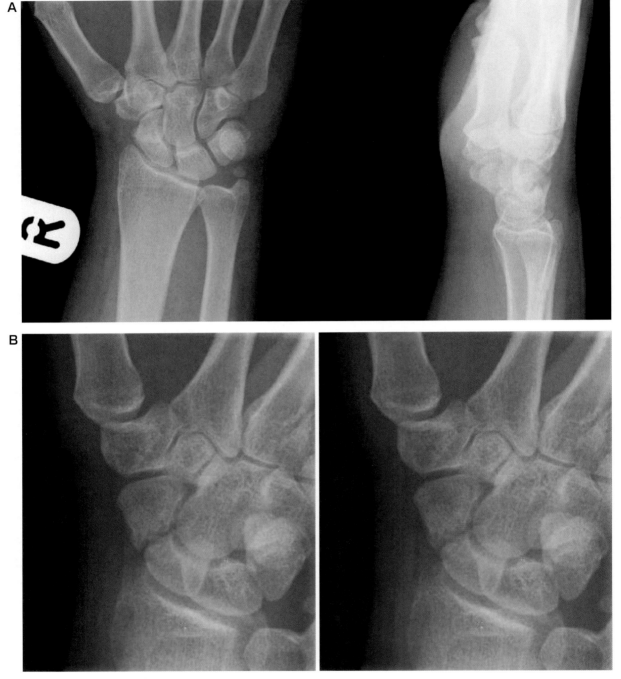

図2.30　若年成人の手関節損傷　標準的な手関節単純X線写真正面像と側面像（**A**）では，明らかな骨傷は指摘できない．しかし，追加撮影された舟状骨斜位像（**B**）では，横走する骨折線が舟状骨に認められる（オレンジ色）．

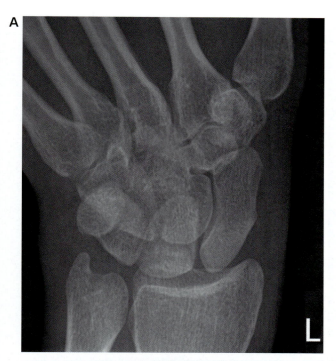
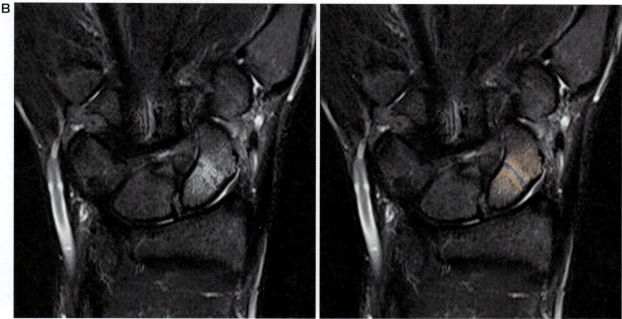

図 2.31 潜在性舟状骨骨折
A：臨床的に舟状骨骨折を疑う若年成人の単純 X 線写真を振り返って観察すると，この写真もその他の写真でも骨折は指摘できない．
B：MRI では線状の骨折線（青色）が舟状骨腰部に認められる．骨折線の周囲には浮腫や血腫を示唆する異常信号（オレンジ色）が認められる．

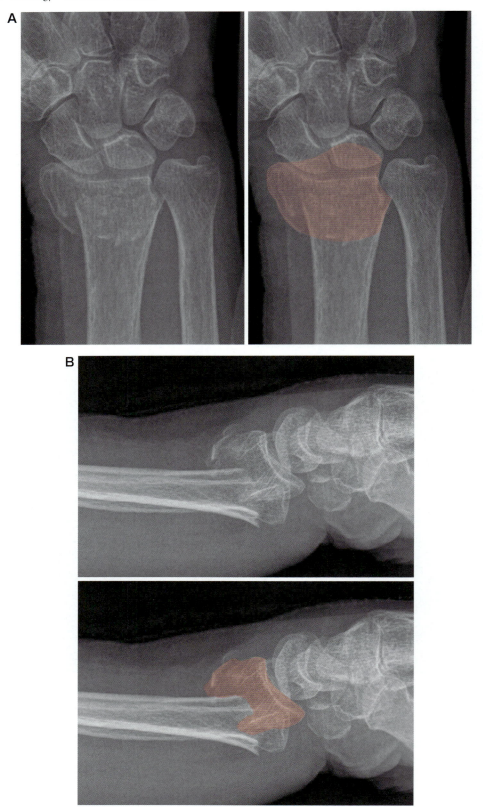

図 2.32 高齢女性の橈骨遠位端骨折 単純 X 線写真正面像(**A**)で橈骨の横骨折があり,遠位骨端の外側転移と短縮(オレンジ色)を認める.側面像(**B**)では背側へのくの字型変形を認める(オレンジ色).

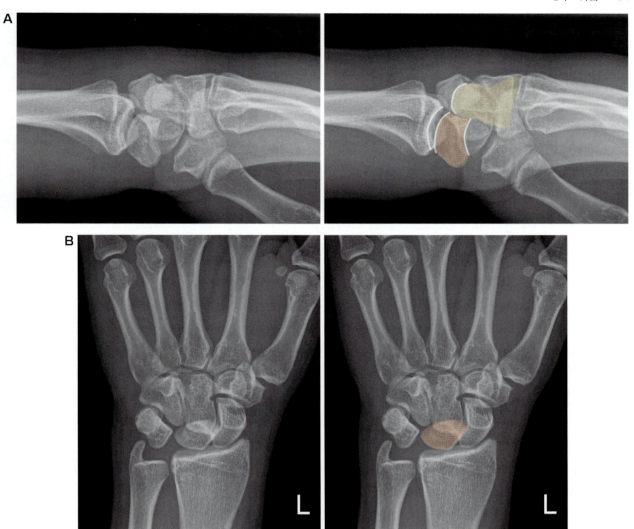

図 2.33 月状骨周囲脱臼 A は単純 X 線写真側面像，B は正面像．いくつかの骨と重なっているため病変を指摘するのは容易ではないが，側面像で月状骨（オレンジ色）の遠位部が有頭骨（黄色）の近位部と関節を形成していないのがわかる．有頭骨はそのほかの手根骨といっしょに背側に転位しており，ちょうど月状骨だけが残されて橈骨と正常な関節面を形成している．ここでは "4Cs（4 つの C）" を探すとよい．4 つの関節面が作る C の形の列（白色）は，正常の単純 X 線写真側面像では常に並んで存在している．それらは近位から遠位に動いていく．関節の組み合わせは，橈骨と月状骨の近位部，月状骨の遠位部と有頭骨である．正面像（B）では，手根骨同士の関係が異常である．正常では骨同士の関節裂隙は皆，等間隔であるのに，この写真では異なっている．さらに，月状骨と有頭骨の異常な重なりがある．これらの所見を，正常手関節単純 X 線写真の正面像/側面像（図 1.4）と比較するとよい．

股関節

大腿骨頸部骨折は，特に高齢者ではよくある骨折である．大部分は骨粗鬆症に合併してくる．大腿骨頸部骨折は大きく2つのグループ(骨折が関節内か関節外か)に分けて考えるとよい．

関節内骨折(大腿骨頸部内側骨折)では，大腿骨頸部から頭部を走行し骨頭を栄養する血管損傷のリスクがある(図2.34)．もし骨折し転位を伴っていると血管は損傷し，その後高確率に大腿骨頭壊死(avascular necrosis：AVN)が合併する．Intertrochanteric fracture(関節外骨折，転子間骨折)は大腿骨頸部の関節包より遠位部を通過する骨折であるため，大腿骨頭を栄養する血管に損傷を起こさない．そのため，大腿骨頭壊死のリスクはない．

治療は患者の痛みを取り去り，可能な限り早く関節運動を可能にさせ，なおかつ褥瘡や肺塞栓，肺炎といった合併症を起こさないように計画される．受傷した骨の整復・治療にはmetalwork(金属)が利用される．強い固定は骨折部位から痛みを和らげるため，患者が手術後すぐに運動を始めることが可能になる．

こういった処置は，AVNの危険性も考慮に入れなければならない．もしも関節内骨折で転位がごくわずかであれば，大腿骨頭への血流はおそらく保たれている．大腿骨頭はcanulated screwで保持・固定される．しかし明らかな転位がある場合では，大腿骨頭を栄養する血管の損傷がおそらく存在しているため，大腿骨頭の摘出と人工骨頭置換術が施行される(図2.35)．この治療で大腿骨頭壊死の問題を回避できる．関節外骨折，転子間骨折ではdynamic hip screw(DHS)を用いて固定する．このスクリューは骨折部分を強く圧着(固定)し，骨折部分の脆弱性をサポートする(図2.36)．

転位のある大腿骨頸部骨折は，たいてい単純X線写真ではっきりみえる．しかし転位がないものは指摘しづらく，時に指摘不可能であったりする．臨床的に大腿骨頸部骨折を疑うが単純X線写真が正常である場合，舟状骨骨折の診断と同様にMRIが選択される．MRIは骨折の有無を明確にし，なおかつ似たような症状を示す大腿骨頸部骨折以外の原因(骨盤の脆弱性骨折や軟部組織損傷)なども指摘できる(図2.37)．

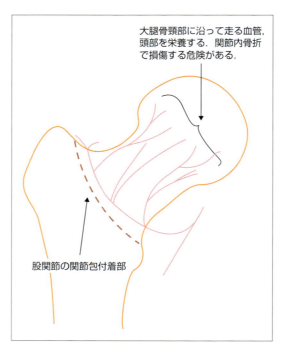

図2.34　大腿骨の血流の分布

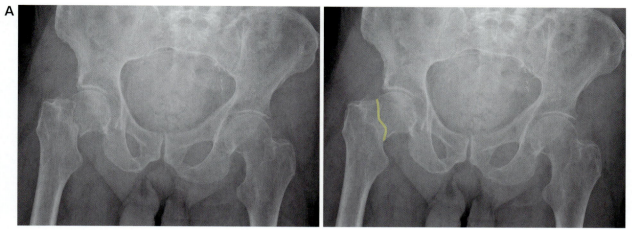

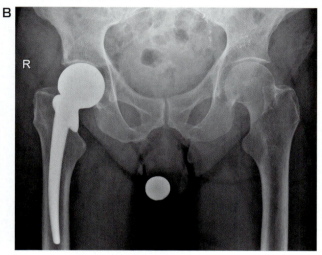

図 2.35 右大腿骨頸部関節内骨折(転位あり) 骨折線は大腿骨頸部を通り抜けている(黄色). 大腿骨は骨折部位で曲がってしまい, 近位側に移動している. 大腿骨を栄養している血管は引き裂かれていると思われる. このため, 一番よい治療は大腿骨頭を人工物に置き換えることで, この場合は半(片側)関節形成術を行う. 図 2.35B と図 2.36B の骨盤下部にある金属濃度は, 股関節置換術などで人工物の寸法を調整するために用いられる目印である.

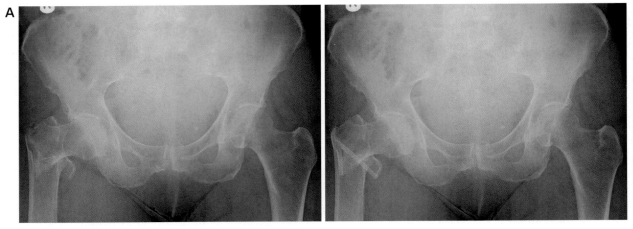
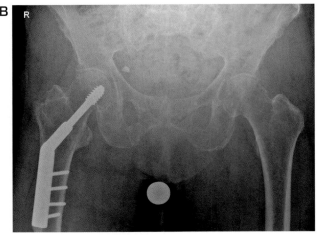

図 2.36　右大腿骨転子部骨折
A：骨折線（オレンジ色）は，関節包の付着部より遠位にある．頸部の関節内領域と頭部を栄養する血管は保たれている．
B：この骨折に対してdynamic hip screw（DHS）を用いて安全な固定を行う．早期の運動開始が可能になる．大腿骨頭は保持されており，AVNの危険性はない．

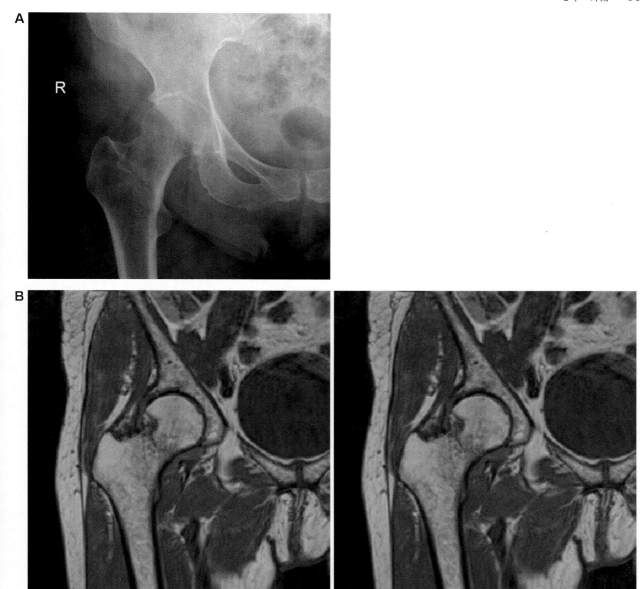

図 2.37 大腿骨頸部潜在骨折 転落により受傷，股関節痛があり，体重をかけることができない．単純 X 線写真正面像（**A**）および側面像（非提示）では正常にみえる．MRI（**B**）では線状の骨折（オレンジ色）が大腿骨頸部に認められる．

膝関節

大部分の膝関節損傷は，半月板や前後十字靱帯，側副靱帯といった軟部組織の損傷も伴う．このような場合，単純X線写真では膝蓋上嚢の腫脹を認めるが，所見そのものは非特異的である．MRIは臨床評価と軟部組織を直接視覚化できるため，特異的診断に必要である．

膝関節の骨折のうち，高原骨折の頻度は高い．高原骨折は骨粗鬆症のある患者に低エネルギーの外傷が加わって発生する(図2.38)．通常の強度の骨では交通事故のような高エネルギー外傷がないと高原骨折は起こらない．CTは骨折のパターンを完全に描写するためにしばしば使われる．CTのthin sliceやMPR(multi-planar reconstruction：多断面再構成画像)を作成することで，骨片の正確な位置や大きさ，オリエンテーションが正確に示される(図2.39)．

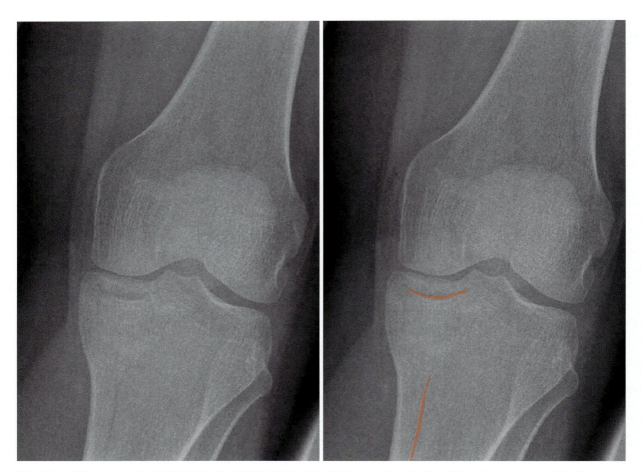

図2.38 転位のない内側の脛骨高原骨折の単純X線写真正面像(同一症例の側面像は図2.23)　線状の骨透亮像を示す骨折線が認められ，内側の脛骨高原を水平に走っている．さらに垂直方向に走行する骨折が，脛骨近位部に認められる(オレンジ色)．

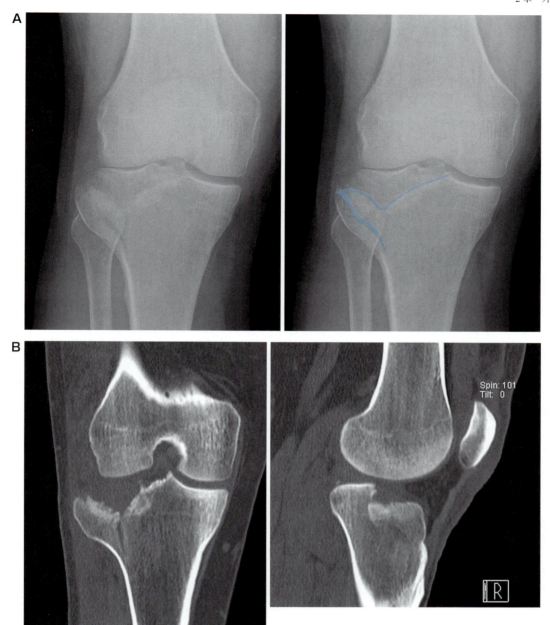

図 2.39 関節面の高度な転位を伴った外側の脛骨高原骨折（青色） A は単純 X 線写真正面像，B は CT，MPR 冠状断像（左）と矢状断像（右）．CT では骨傷の描出が明瞭で正確である．関節面の一部は保たれているが，前 2/3 は下方への高度な転位を示している．

足関節・足部

足関節の外傷は小さなものから大きなものまでさまざまある（図 2.40AB）．これらをすべてここで表現するのは難しい．大切なのは単純 X 線写真でうつる骨折だけではなく，骨折によって発生する軟部組織の損傷も観察することである．例えば図 2.40A では，骨折と軟部組織損傷の道が腓骨骨折から始まり骨間膜を裂傷させ，その後遠位脛腓関節（syndesmosis）を離開させ内果骨折にまで至っている．

> らせん状の高位腓骨骨折はしばしば足関節の崩壊を引き起こす．外傷は腓骨骨折から骨間膜損傷として遠位の軟部組織に広がっていき，脛骨と腓骨遠位の結合部にまで至る．外力は足関節の内側を通過し，内果骨折や内側側副靱帯の損傷の形態として存在する．この形態は Maisonneuve（メゾヌーブ）骨折として知られている．近位側（高位）の腓骨骨折は患者や医師を足関節から注意をそらしてしまう骨折なのかもしれない．それゆえ，高位の腓骨骨折をみつけたときは足関節の評価を注意深く行うことが重要である．

Lisfranc（リスフラン）関節損傷は midfoot（中節部）の脱臼骨折であり，診断は頻繁かつ容易に見逃される．この骨折は，強い衝撃による外力（crushing）か，前足部の外転強制で引き起こされる．第 2～5 中足骨の基部は強靭な骨間靱帯によってきつく固定されているが，母趾と第 2 中足骨基部の間にそのような固定はない．その結果，外傷によって第 2～5 足根中足関節（tarsometatarsal joint：TMTJ，Lisfranc 関節）の亜脱臼が作り出される．これは軟部組織の損傷としては高度であり，慢性的な疼痛をまねく．しかしその所見は単純 X 線写真でははっきりせず，したがって救急の現場で見落としてしまうことがある（図 2.41A）．

> Jacques Lisfranc de St Martin は，ナポレオン・ボナパルト軍の従軍外科医であった．彼はまったくこの外傷について言及することはなかったが，1815 年，TMTJ に彼の名前が付けられた．それは彼が "足の部分切除の新たな手法" を発表したからである．この方法はより根治的に行われていた下肢切断術に取って代わるものであった．彼は戦場で観察した凍傷とその他の外傷から，この手術法を考案した．

単純 X 線写真の観察で最も重要なのは，中足骨とそれに対応した足根骨のアライメントの変化をみることである．特に第 2 中足骨と中間楔状骨の内側骨皮質を追っていき，これら 2 つの骨の関節面をチェックすることが重要である．いかなる段差があったとしても異常である．このような異常所見を，正常な中足骨-足根骨の関節面と比較せよ（図 2.41BC）．TMTJ を構成する骨の両側に小さな裂離骨折やわずかなアライメントの異常がしばしば存在する．

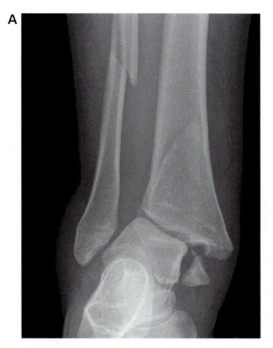

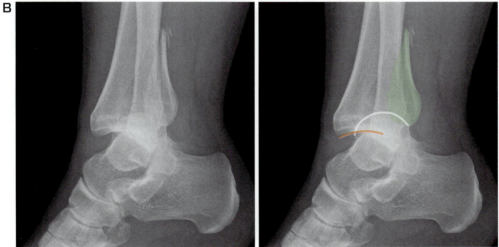

図 2.40 足関節単純 X 線写真正面像（**A**）および側面像（**B**）では激しい骨折を認める．正面像（**A**）では，腓骨骨幹部と内果の骨折に加え，遠位脛腓間が拡大しており，遠位脛腓関節の離開が考えられる．側面像（**B**）では，後果として知られている脛骨遠位部後方由来の骨片が転位している（緑色）．距骨は後方に亜脱臼している（脛骨の関節面はオレンジ色，距骨は白色）．

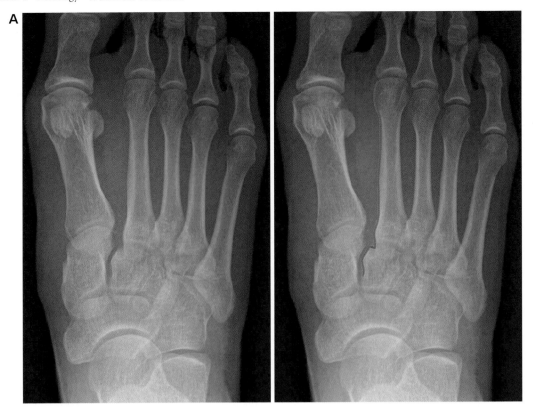

図 2.41

A：Lisfranc 関節損傷 第2足根中足関節（TMTJ）は外側に2〜3 mm 亜脱臼している．これは第2足根中足関節の内側で階段状になって認められる（オレンジ色）．亜脱臼そのものはわずかなのかもしれないが，外傷としては激しいものである．その後骨はもとどおりに整復されたが，それは周囲の軟部組織に重要な障害があるという事実を隠してしまうことになる．

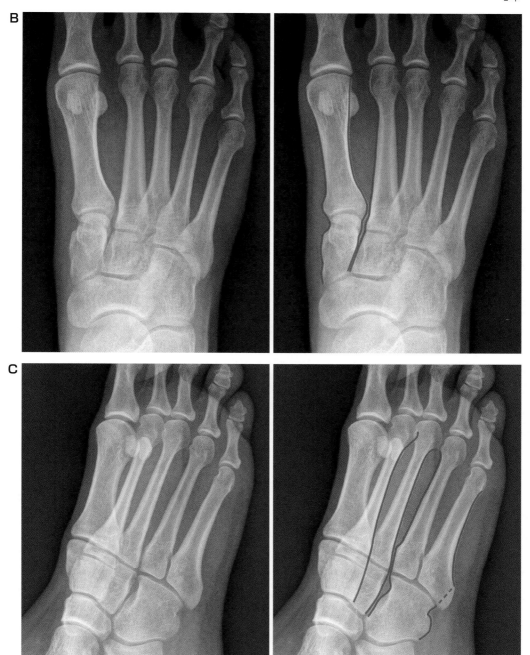

図2.41 のつづき
B, C：正常の足部単純写真正面像と斜位像（比較用） この2つの向きの写真を用いると，おのおのの中足骨の基部が，それに対応する足根骨と一直線になっているのがわかる．例外は小趾中足骨の茎状突起である．これは関節面を形成していない．特に，中間楔状骨と関節をなす第2中足骨の内側辺縁が階段状になっているときは，異常のサインである．

62 PART 2 Pathology：骨軟部疾患の画像所見

脊椎

脊椎単純X線写真で評価すること

椎体の脆弱性骨折は別にして，脊椎損傷は墜落や交通外傷といった高エネルギー外傷で最も高頻度にみられる．このセクションでは最初に頸椎単純X線写真の評価から始めるが，同様の原則が胸椎や腰椎にも当てはまる．脊椎には高率に加齢性変化が存在し，これらを含めていくつかを例に挙げている．

　頸椎はC1からC7を含めた写真を撮る．頸椎のアライメントや頸椎周囲の軟部組織は指で圧迫する程度の外力で変形・損傷するため，頸椎を維持することがきわめて大切である．単純X線写真で軟部組織の腫脹は直接的にはみえないが，脊椎の写真を評価するときは常に軟部組織の損傷を念頭におく必要がある．

　側面像は大部分の頸椎損傷を観察でき，慣例的に最初にみる写真でもある．そのため，何か特別な所見がないか常に探すよう，心のチェックリストに加えておくこと．

イメージの適切性

フィルムは頭蓋底を一番上縁として第一胸椎の下縁まで含み，後方成分は椎体と同様によくうつっていなければならない．側面像では患者の肩が頸椎と重なってしまうため，頸胸椎移行部がしばしば描出困難なことがある．この問題をうまく丸く収めるには，撮影時に患者の腕を下方に引っ張る，もしくは"swimmer's view"という肢位にして撮影するとよい．"swimmer's view"とは，片方の腕を下ろし，もう片方の腕を上げて頭の横に置く肢位のことである．肩の重なりを軽減するために，左右の肩を上げたり下げたりしているわけである．もしこれらの操作がうまくいかなければ，CTで頸胸椎移行部を評価する．頸胸椎移行部はよくある外傷の好発部位であり，常に観察できることが望ましい．

アライメント

全体のアライメントをチェックするために，側面像の写真で3つのラインをひくことができる（図2.42B）．3本のラインはめいめい椎体の同じ構造を結んで，どのラインもなめらかなカーブを形成している．そのラインを細かくみて，ラインのなめらかさが消える部位がないか確認する（ステップ状であったり，ラインのカーブの突然の変化があったりすれば異常である）．

　C1，C2の解剖は他の頸椎とは異なる．C1はLateral mass（環椎外側塊）があり，Occipital condyle（後頭顆）を上面に，C2の外側塊を下面とする関節面を持つ．外側塊の前方と後方には前弓と後弓とよばれる薄い骨があり，完全な骨のリングを形成している．歯突起がC2椎体の前方から前弓の後ろに向かって伸びている．これは，横靱帯とよばれるC1の前弓内部を横切る靱帯で固定されている．横靱帯は他の靱帯とともに，頭が前後方向へ動く時C1および歯突起の背側を走行する脊髄や脊柱管を保護している．もし横靱帯損傷があると，C2の歯突起はもはや抑制がきかなくなり，C1の前弓と歯突起間のスペースが開いてしまう．

　C1前弓とC2歯突起との関係は，側面像でこれらの構造物の距離を測ってチェックする．成人ではこの距離は最も狭いところで2mmもしくはそれ以下である（図2.42B）．小児の場合では，この"space"は成人より大きく5mmに及ぶ．

　アライメントの評価においては，終板と椎間板腔で作り出すラインが平行であること

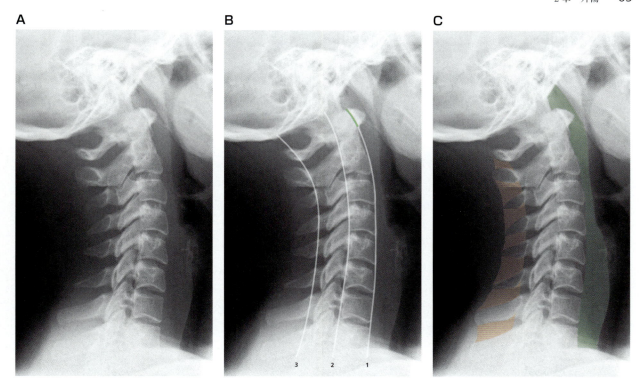

図 2.42　頸椎単純 X 線写真側面像の評価
B：1番目のラインは椎体の前縁の骨皮質をつないでいる．ただし C1 は解剖学的な形状が異なるため含まれない．2番目のラインは椎体の後縁の骨皮質を結ぶ．C2 歯突起に沿ってラインが伸びているのがわかる．3番目のラインは棘突起の基部と椎弓の結合部分に沿って走行するため，spinolaminar line とよばれる．3つのラインすべてはスムーズなカーブを描くことが正常であり，カーブに途絶や段差があってはならない．C1 の前弓と C2 の歯突起（緑色）の間隔は，成人の最も狭い部分で 2 mm かそれ以下である．
C：椎体と椎体の間の隙間もよくみること．椎間板，Facet 関節や棘突起といった構造物がある．それらの構造物の後（オレンジ色）には棘間靱帯が存在している．椎体周囲の軟部組織陰影（緑色）も評価すること．

と，Facet 関節の関節面が平行であることを確認する．さらに棘突起間が不整に拡大していないこともみる（図 2.42C）．

骨

おのおのの椎体に骨折がないかチェックする．前方要素，後方要素についても注意深く観察する．椎体の高さが適切か，変形がないか，椎体や後方成分に骨折線がないかをみる．

頸椎前方の軟部組織

いくつかの頸椎損傷は前方の軟部組織の腫脹をきたす．椎体周囲の軟部組織の腫脹は，単純 X 線写真の側面像で評価することができる．というのも，前方は C4 レベルまでは咽頭の air，それより下は気管の air で境界が分けられているからである．成人の全体的なルールとして，軟部組織の厚みは C2 レベルで 7 mm，C6 レベルで 22 mm を超えてはいけない．子供の場合は計測方法がさまざまであり，軟部組織の腫脹は嚥下やそのほか色々な要素で変化してしまう．そのため，外傷の決定的な所見としてよりむしろ，何らかの病変があることの糸口として考慮される（図 2.42C）．

AP view（正面像）

側面像と同じアプローチで考えていくこと．アライメントの評価は，棘突起を用いる．棘突起（しばしば二分されていることもある）はまっすぐなラインとして表され，突然ラインが曲がったり，棘突起同士の間隔があいたりしていないことをチェックする（図2.43）．さらに，おのおのの椎体の外側同士を結ぶラインを上から下までひき，アライメントを確認する．椎弓根やFacet関節でも同様にラインを引いてみる．骨折線や，椎体高の減弱といった変形があるかチェックする．

C1〜C2のアライメントも同じように正面像で評価する必要がある．この領域は正面像では下顎骨や他の構造物で隠されており，開口位撮影といった特殊な撮影が用いられる（図2.44）．この撮影では，C1の外側塊の外側縁上部とC2外側塊の外側下部に，それぞれラインを引くことができる（段差はあっても正常は2mm以内である）．なお，C2の歯突起とC1の外側塊は，両サイドで同じ間隔でないとならない．頭部が回転していると左右非対称になるため，患者の頭の位置が曲がっていないか，切歯がフィルム上で真ん中にあるかで確認する．頻度の高いC1外傷は破裂骨折であり，外力が頭部からC1の外側塊にかかり，前弓と後弓の両方の骨折が発生する．これはC1外側塊の外側転位として開口位撮影で認められる．そのためC2と直線のラインを引くことがもはやできない．次に骨折線や変形がないか，骨を注意深く調べる．特に歯突起の骨折がないか探すこと．

図2.45〜図2.48は，頸椎損傷の例である．

CT撮影は脊椎損傷の最初の検査としてますます使われるようになってきた．CTはきわめて良好な骨の情報を提供し，画像はいかなる面でも再構成が可能である．結果として小さな骨折が指摘でき，正確な（外傷の）輪郭が示される（図2.48C）．加えてほかの領域，例えば頭部や胸部，腹部，骨盤といった多発損傷の患者の撮影も同時に行うことができる．

MRIは，神経障害のある患者の脊椎の評価で重要な役割を担う．MRIは脊髄や神経を直接見せることが可能である（図2.47C）．

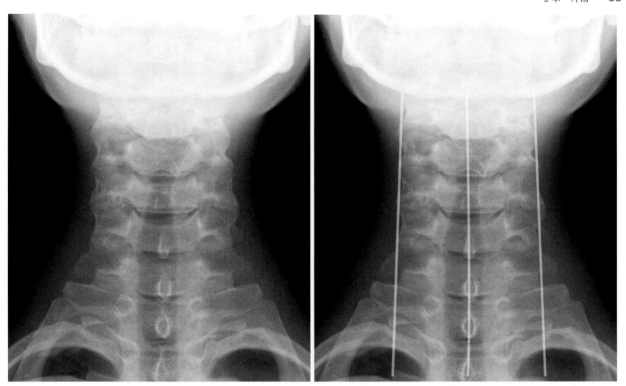

図 2.43　正常の頸椎単純 X 線写真正面像　直線的なアライメントであり，棘突起（オレンジ色）同士の間隔をチェックすること．両側ともに異常があってはならない．椎体の外側縁も両方ともに一直線に並んでいる．

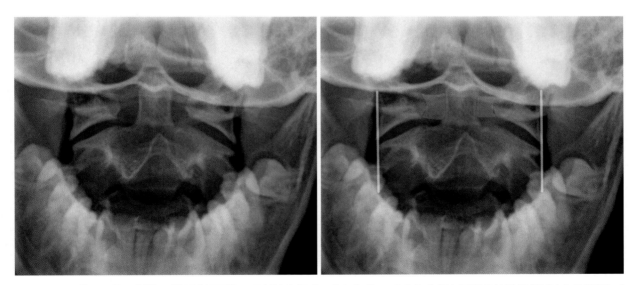

図 2.44　正常開口位の単純 X 線写真正面像　骨折線を探すことに加えて，C2 歯突起と環椎の外側塊（緑色）との距離に左右差がないか確認すること．さらに，環椎の外側塊の外側縁は，軸椎の外側塊と一直線に並ぶ（白線）．2 mm 以上の段差がある場合は異常である．

66　PART 2　Pathology：骨軟部疾患の画像所見

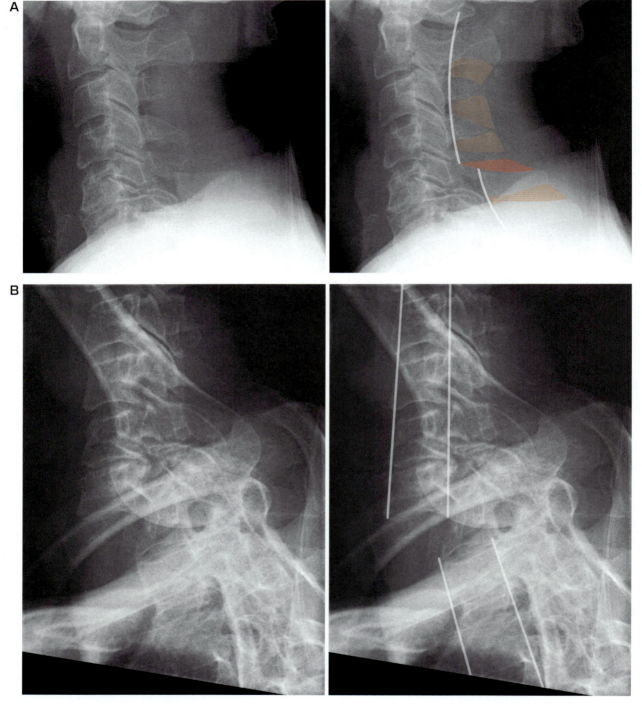

図2.45　高エネルギー外傷による下部頸椎の亜脱臼　最初に撮影された単純X線写真の妥当性を評価すると，この写真はC6までしか描出されていない．2回目に撮影された側面像はいわゆる"swimmer's view"で撮影されており，頸胸椎移行部がより十分に含まれている．C6/7のアライメントは相当異常である．この撮影法の組み合わせは，図2.42Bで示した3つのライン（白色）の走行が異常なことを表しており，C6とC7の椎体が分離していることを示している．また，棘突起の間隔（オレンジ色）が，受傷部位（赤色）で変化している．

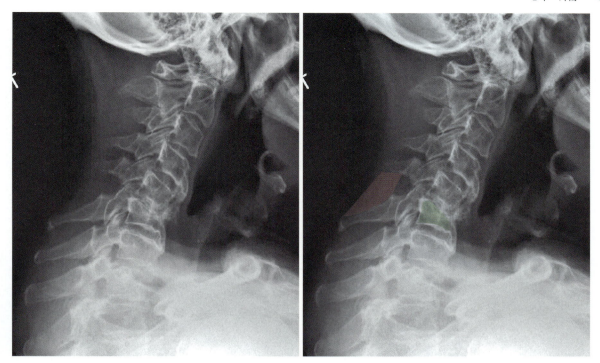

図 2.46 C6 椎体骨折 椎体前方の楔状変形（緑色）と，C5/6 棘突起間の離開（オレンジ色）がある．これは棘突起を固定している棘間靱帯と棘上靱帯の断裂を示唆する．この患者は骨棘が目立っているが，椎体の前縁に沿ったラインを確認するとき，これら骨棘は無視してよい．図 2.42B で示されているラインをたどり，3 つのラインの途絶や角度形成があるか確認すること．

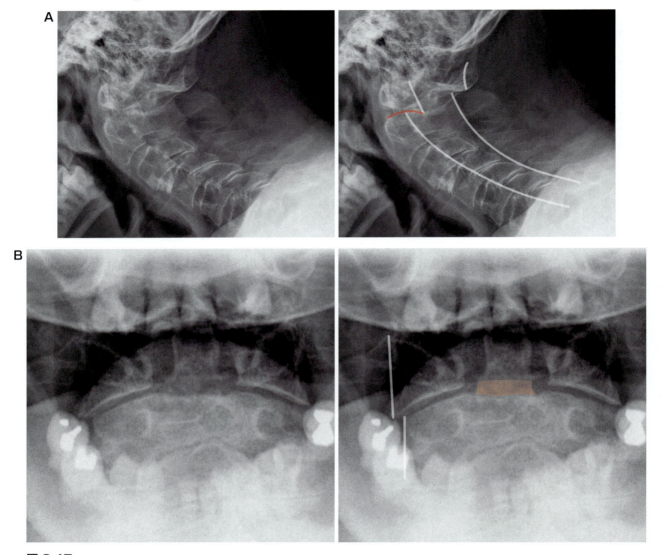

図 2.47

A, B：C2 歯突起基部骨折　歯突起の後縁の骨皮質は，他の椎体の後縁に比べ後方へ転位している．C1 は歯突起に沿って後方へ偏位し，そのため spinolaminar line はこのレベルで突然後方へ移動している．

B：開口位正面像では骨折を認める（オレンジ色）．さらに C1 の外側塊が C2 と比べて外側に転位しており，C1 の外傷も認められる．これは C1 の輪の構造が大きく広がっていることを意味し，"burst fracture（破裂骨折）"の状態である．

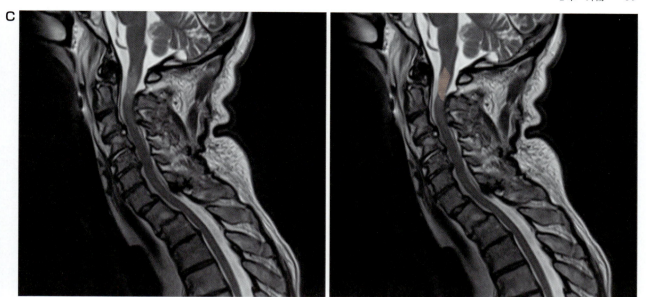

図 2.47 のつづき
C：頸髄損傷の所見（図 2.47AB）があるため MRI が施行され，C1/2 外傷のレベルに一致して頸髄損傷（オレンジ色）が認められる．

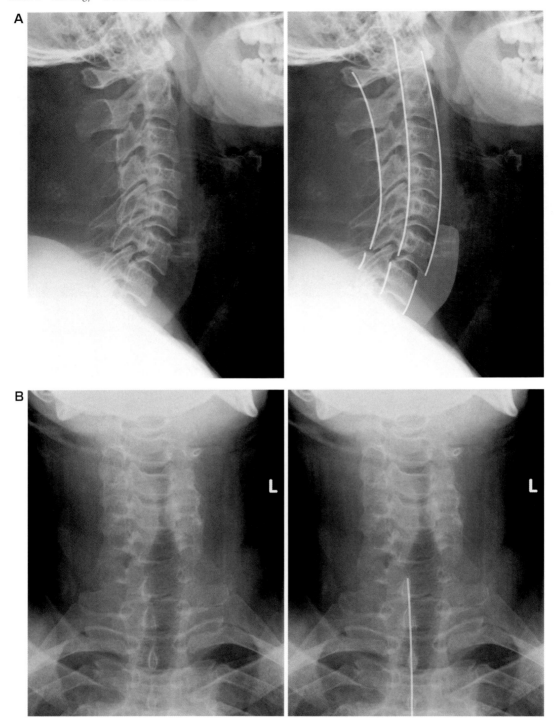

図 2.48　C6/7 片側性骨折/亜脱臼

A：頸椎単純 X 線写真側面像では，頸椎アライメントのわずかなずれと，椎体前面の軟部組織の腫脹（緑色）を受傷部位に認める．

B：正面像では，棘突起の配列の乱れを認める（オレンジ色）．C7 直上で棘突起は中央からやや右側に移動している．これらの所見は他の骨構造物と重なっており，はっきりとみえない．CT, MPR 矢状断像で右側の Facet 関節を評価する必要がある．

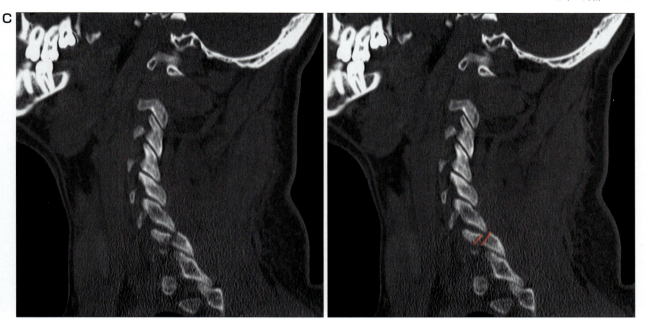

図 2.48 のつづき
C：頸椎 CT, MPR 矢状断像では C7 の潜在骨折（赤色）が認められる．骨折線は上部から下部の関節面に伸びている．C6 は後方成分と比較して前方にすべっている．

小児の骨折 paediatric fracture

小児の骨格は成人のものとは異なる．そしてこれは単純 X 線写真の所見や，発生するであろう外傷のいくつかと関係がある．

　小児では，骨の成長が進行しているのが普通である．それが単純 X 線写真の解釈を難しくしている．その 1 つに，部分的にもしくはまったく骨化のみられない軟骨の存在が挙げられる．軟骨は軟部組織と同じ濃度のため，単純 X 線写真では直接みることができない．骨端線や軟骨結合は骨折に類似した所見を呈する．正常の骨端線は緩やかなうねりをもち，骨を横切って走行する．そして近位と遠位面は骨硬化縁でふちどられている．例えば，図 2.52 の橈骨遠位部の骨端線（骨折より遠位にある）をみると，急性の骨折は骨硬化縁を伴わないことがわかる．これらの特色はさまざまな解剖学的部位や年齢でみられる．そのため，こういった混同されやすい所見に慣れることが診断の第一歩である（図 2.49〜図 2.51）．

　子供の骨は成人の骨よりやわらかく，その結果として，骨折の形態がきれいに折れるというよりはむしろ骨皮質のゆがみとしてみえる（図 2.52）．

　加えて，骨端線は比較的脆弱な領域であり，損傷は骨端線に部分的にもしくは完全に沿って広がる傾向がある（図 2.53〜図 2.55）．

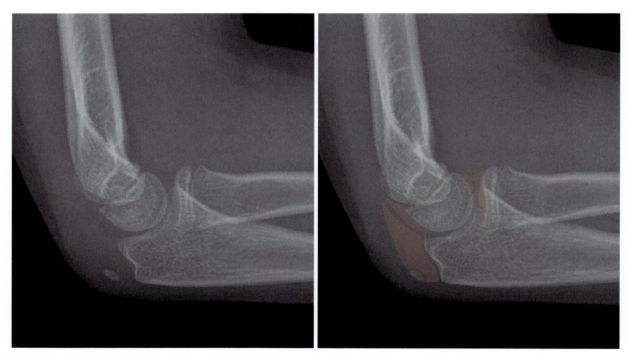

図 2.49　小児の肘の形は成人と同一であるが，骨化していない軟骨成分（オレンジ色）で構成されている．軟骨は周囲の軟部組織と同じ X 線吸収値であり，単純 X 線写真上ではみることができない．超音波や MRI を使えばみることが可能である．骨端線（緑色）がなだらかなうねりで存在していることと，骨皮質化された辺縁もみること！

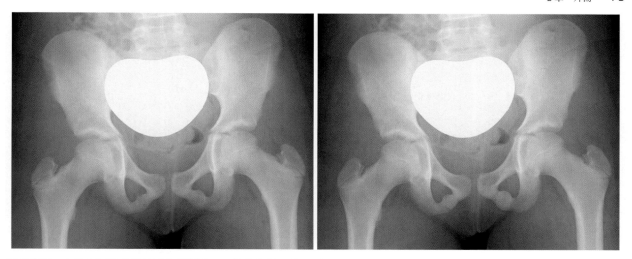

図 2.50 小児の正常の軟骨結合（緑色） 一時的な骨の肥厚が認められる．正常な骨の成長過程である．骨折の治癒過程と間違えないこと！

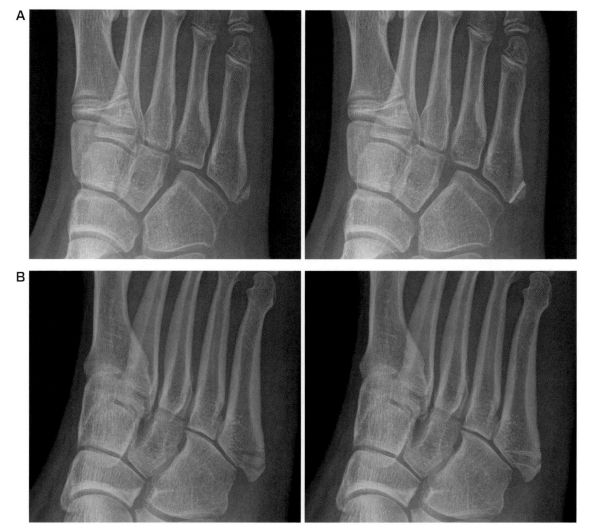

図 2.51 小趾の中足骨基部は受傷頻度の高いところである．この部分の成長線を骨折とまちがえやすい．しかし，**A** の骨端線（黄色）は常に縦方向で，**B** の骨折線（オレンジ色）は横方向に走る傾向がある．また，平滑で丸い形態を示す骨端線の辺縁と，尖っていて骨皮質に覆われていない骨折の辺縁を比較するとよい．

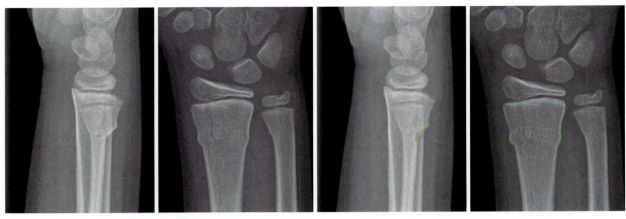

図 2.52　小児の橈骨遠位骨幹端の若木骨折（buckle 骨折もしくは torus 骨折）　骨の背側，内側，外側は骨折のある部位でバックル状に膨隆し，骨皮質の平滑なカーブが失われている．成人の骨折でみられるような鋭角さは欠如している．これは小児の骨が柔らかいことを反映している．

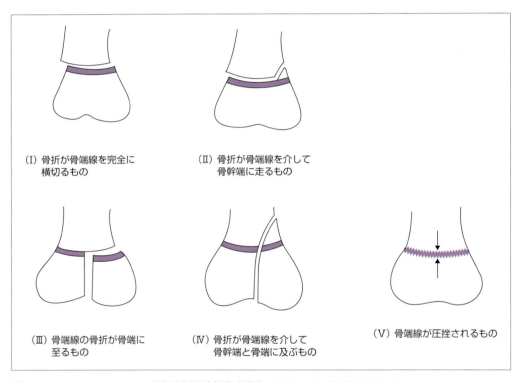

図 2.53　Salter-Harris 分類（骨端線損傷分類）　紫色の線が骨端線を表す．

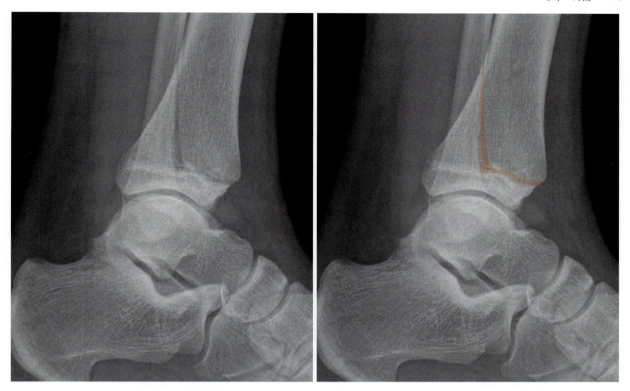

図2.54 Salter-Harris Ⅱ型骨折(脛骨遠位骨端線損傷) 骨折線(オレンジ色)が部分的に骨端線に広がり,骨幹端へ向かっている.

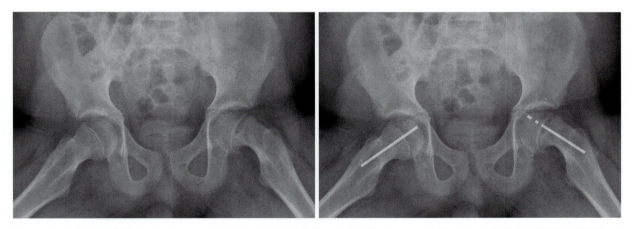

図2.55 左大腿骨骨端すべり症 13歳男性で股関節外傷後の左股関節痛.この状態では,大腿骨上部骨端は骨端線で後方に滑っている.脱臼の程度はこの正面像でみるのは困難である.側面像での観察がよい.この写真は患者に両膝を外側に向けてもらうことで,大腿骨を外転させて得られた画像である.正常の右側では,大腿骨頸部の中央で引いた線は大腿骨頭中央を通る.しかし左側では,大腿骨頭の中央に線が走っていない.それゆえ,大腿骨頭がすべっているという判断になる.

> **大腿骨頭すべり症**は,10～15歳の年代における股関節痛の原因で最も高頻度である.
> "frog lateral X-ray"(図2.55)は,この年齢の小児の股関節の関節に用いられる.骨端は骨幹端に対して後方に偏位しているが,通常の正面像ではその異常がはっきりわからないためである.
> 肥満と内分泌異常は大腿骨頭すべり症のリスクになる.

上腕骨顆上骨折 supracondylar fracture of the humerus

上腕骨顆上骨折は小児によくみられる骨折である．この骨折は，遠位の骨片が後方に転位し，くの字型になる（angulationを起こす）．転位が中程度もしくは高度になると損傷を指摘するのは容易になる（図2.56）．しかし，転位のわずかな骨折は診断が難しい．こんな状況では，"anterior humeral line sign"がとても役に立つ．側面像写真で，遠位の上腕骨骨幹部の前方骨皮質から骨端部にかけてラインを引く．この線が肘に向かってのびていき，正常であれば上腕骨小頭の中1/3を通る（小児でもさらに年齢が低いときは，骨化中心のみがみえる）．上腕骨小頭を含む上腕骨の遠位部は骨折によって後方に曲がってしまうため，上腕骨骨幹部から引いたラインは上腕骨小頭の中1/3より前方を通ることになる（図2.57）．

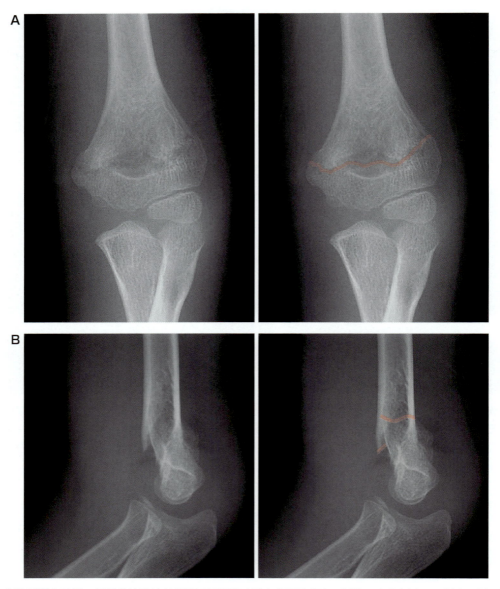

図2.56 上腕骨顆上骨折 骨折線は単純X線写真正面像（**A**）と側面像（**B**）で指摘できる（オレンジ色）．側面像では典型的な遠位骨片の後方への角度形成が認められる．

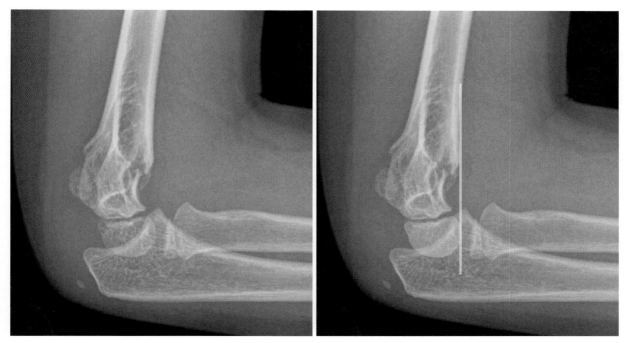

図 2.57 上腕骨顆上骨折で転位のみられない症例 上腕骨骨幹部の前方骨皮質に沿って引いたラインを引くと，顆上骨折の診断の一助になる．このラインは上腕骨遠位へのびると，本来は上腕骨小頭の骨化中心（青色）の 2/3 を通過する．しかし，この症例の場合では後方への遠位骨片のくの字型変形があるため，上腕骨小頭が後側へ移動している．このため，ラインは上腕骨小頭を通過していない．

小児虐待で起こる骨折

"非偶発的な外傷(non-accidental injury：NAI)"は複雑であり，子供の世話をするすべての施設から集めた証拠に依存する．保護者によって身体的な外傷を受け続けている子供では，単純X線写真は骨折の発見や外傷の特徴の評価といった重要な役割を果たす．かつてそれは子供達が起こす故意の外傷として考えられていたが，小児科と放射線科医が子供のケアとその外傷の調査を行うべきである．これらの調査の中には全骨格の検査が含まれ，小児虐待を疑わせるような外傷の詳しい情報を得て，潜在性骨外傷やそれが起こった時期を判断する．これはまた，骨折の素因となる骨病変の診断にも役立つ．

NAIが最初に疑われない時もある．例えば胸部の感染症で撮影した胸部単純X線写真で偶発的に肋骨骨折がみつかった場合，もしくはその外傷が家族によって与えられる受傷機転と一致していない場合などである．それゆえ，いくつかの鍵となる概念を持つことや，起こりうる単純X線写真の所見を理解することは，診断するうえで有意義である．

もしNAIを考慮せず診断を誤れば，子供の虐待は繰り返されることになり，致命的なことになるかもしれない．致命的な虐待を受けている子供の50%以上は1か月以上前より医療専門家によってケアされている(それでも虐待を受けている)．介入する機会を逃してしまったケースでは，専門家間でNAIに関する明確なコミュニケーションをとる重要性が強調されている．レジデント(トレーニング中の医者)は先輩の医師とできるだけ早い機会に，常に話し合う必要がある．子供の保護は皆の責任である．しかし，ごくわずかな外傷の指摘には，小児外傷(偶発的に起こった外傷でも，虐待による外傷でも)の画像所見を診断する経験が要求される．それゆえ，疑わしき異常所見については経験の豊富な放射線科医との相談が必要である．単純X線写真の所見は，いつもそうでなければならないが，すべての臨床的な前後関係を考慮しなければならない．例えば，明らかな外傷既往や医学的によく知られている骨の脆弱性状態のない子供に骨折があった場合，身体的な虐待が考慮されるべきである．

■ リスクファクター(危険因子)

まだ歩かない子供が外傷を起こす頻度は低い．そのため，より幼い子供の骨折は他人から与えられたものである可能性が高くなる．虐待による筋骨系の外傷は，より幼い子供，特に乳児や幼児(3歳以下)に多い．障害児もまた虐待を受けるリスクが高い．

単純 X 線写真の特徴

骨折のパターンは重要である．十分な説明のない異なる年齢での複数の骨折は，特にそれが身体の両側にある場合では NAI を強く示唆する．

いくつかのタイプの骨折は，NAI により特徴的ともいえる．例えば，後述する骨幹端の骨折や肋骨骨折は，特異性が高い．手指の骨折は中等度の特異性である．長管骨の骨折の特異性は低い．

・骨幹端の骨折

このタイプの骨折は骨幹端にのびる骨折であり，骨の比較的脆弱な部分である骨端線に直接沿って広がっていく(図2.58)．骨折線への X 線の照射角度によるが，骨折は"corner (角)"や"bucket handle (バケツ柄)"のようにみえる(図2.59)．骨幹端骨折は，手足を乱暴に引っ張ったりねじり上げたりした結果発生する．もしくは子供を揺さぶりながら手足から乱暴に落っことしたりしても発生する．骨幹端骨折はそういった外傷を生み出せるほどの外力が必要とされるため，特徴的な NAI であるといえる．しかし，臨床的な背景は重要である．例えば，難産は骨幹端骨折やその他の部位の骨折を引き起こす(図2.60)．

肋骨骨折は通常，胸部の圧迫で引き起こされる．よくあるのは，子供が持ち上げられ，胸郭を強い力できつく前後方向に締め上げられたときに発生する．それらは非常に微妙な所見であり，診断は難しいが注意深く探すべきである．傍脊柱領域や背側肋骨の骨折も，肋骨の前方骨折と同様によく探す必要がある．どの患者においても転位のない肋骨骨折は仮骨が出現するまでよくみえない．仮骨が出現すると骨折部分は局所的に膨隆してみえる(図2.61)．やや時間の経過した時期の単純 X 線写真斜位像が，肋骨骨折の指摘の感度を上げるのに役立つ．

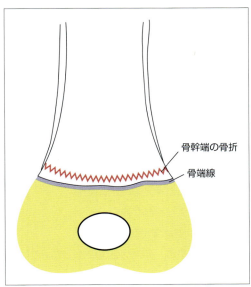

図 2.58 骨幹端の骨折のシェーマ 外傷が骨端線近傍に沿って起こると，骨折は横走し円盤状の骨片に分かれる．単純 X 線写真では角度に応じて "bucket handle (バケツ柄)" もしくは "corner" 状にみえる．

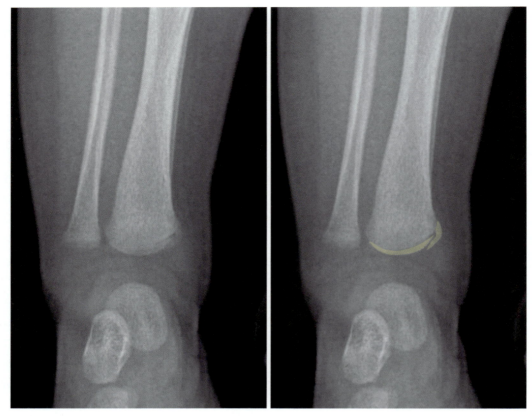

図 2.59　2 か月乳児の脛骨遠位部単純 X 線写真正面像　虐待によって生じたと思われる骨幹端骨折を認める．骨折線は骨端線に近接して走行し，骨幹端の含まれる骨片を分離させている．これがいわゆる"bucket handle（バケツ柄，黄色）"である（脛骨遠位骨端は，この年齢ではみえない．また骨化中心もまだ出現していない）．

■ **虐待されている可能性が高い小児の特徴**

以下の指標は，小児虐待の可能性を決定づける情報として利用できる：
- 多数の骨折（身体的な虐待の後にみられる．通常の外傷による骨折より骨折が多い）
- 多数の肋骨骨折がある（10 症例みたら 7 例は虐待されていると考える）
- 大腿骨骨折がある（3, 4 症例みたら 1 例は虐待されていると考える）
- 虐待の結果発症した大腿骨骨折は，まだ歩けない子供により頻度が高い
- 3 歳以下の子供に上腕骨骨折があるときは，2 症例に 1 例は虐待を受けている．
- 上腕骨の骨幹部骨折は，非虐待による骨折より高頻度である．通常の外傷による骨折では上腕骨果上骨折の方が一般的である．
- 乳児や幼児で頭蓋骨骨折がある場合は，3 症例中 1 症例は虐待を受けている．

（出典：BMJ（2008）．BMJ publishing Ltd. の許可を得て転載）

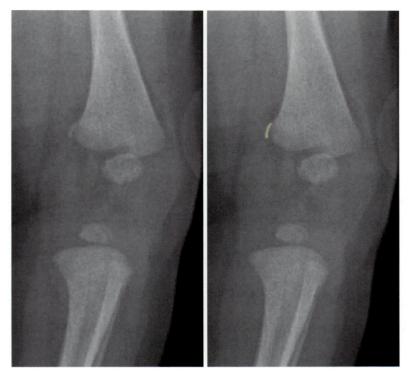

図 2.60　幼児の膝関節単純 X 線写真正面像　大腿骨遠位骨幹端の内側に"corner"状にみえる骨折がある（黄色）．このタイプの外傷は引っ張られたり，ねじられたりして発症する．そのため，高率に虐待によって発生する．しかし，このケースは難産の結果の受傷であった．このようなことがあるため，十分な受傷機転の聴取と情報を集めることが重要である．

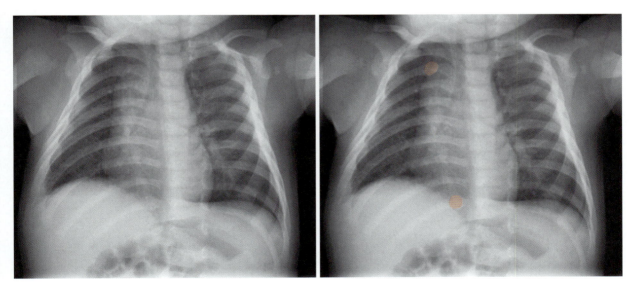

図 2.61　2 か月乳児の胸部単純 X 線写真正面像　右第 4, 右第 11 背側肋骨に，虐待によると考えられる肋骨骨折後の変化を認める．骨折部分には仮骨の形成があり，骨の局所的な膨隆を示している（オレンジ色）．

他のモダリティ

単純X線写真は骨関節の外傷において最初に使われる検査である．ここで得るべき1番大切なことは，ごくわずかかもしれない骨や軟部組織のサインの重要性を認識することである．単純X線写真の限界を知ることも重要であるし，単純X線写真の情報を元に次の画像検査を考えることも大切である．

骨折の所見が複雑である場合，CTは骨片の位置やサイズをみるのにしばしば役に立つ．四肢は横断像でスキャンされ，そのデータは冠状断や矢状断，そのほか任意断面で再構成される．CTは骨の3D画像も作ることが可能である．

MRIは膝の関節内骨折や他の関節損傷なども含め，軟部組織の評価に幅広く利用される．転位のない大腿骨頸部骨折，舟状骨骨折，仙骨や恥骨結合の脆弱性骨折のような潜在性骨折の指摘や否定に関しても，とても正確である．脊椎においてもMRIは潜在性骨折を明らかにして，直接骨折を観察でき，なおかつ個々の神経根や脊髄そのものも軟部組織と同じくらいみることが可能である．

超音波検査も軟部組織の損傷を高解像度で観察可能である．特に肩関節，手関節の腱やアキレス腱の評価に優れる．

参考文献

1. Kemp, Alison M；Dunstan, Frank；Harrison, Sara；Morris, Susan；Mann, Mala；Rolfe, Kim；Datta, Shalini；Thomas, D Phillip；Sibert, Jonathan R；Maguire, Sabine 2008. Patterns of skeletal fractures in child abuse：systematic review. BMJ；337：a1518.

2. Royal College of Radiologists/Royal College of Paediatrics and Child Health. *Standards for radiological investigations of suspected non-accidental injury*. London：Royal College of Paediatrics and Child Health, 2008. Available at：www.rcr.ac.uk/docs/radiology/pdf/RCPCH_RCR_final.pdf.

3章　関節炎

変形性関節症 osteoarthritis（OA）

変形性関節症（OA）は，関節症の中で最も一般的な疾患である．関節軟骨が傷害を受けて菲薄化し，隣接した骨の変化が後に続いていく．骨の増殖性変化が発生し，骨棘と骨硬化性変化および軟骨下嚢胞が軟骨下骨に認められるようになる．これには病態生理学，特に遺伝子や環境要因などの多くの要因が絡んでいる．軟骨の傷害から生み出されるものによって引き起こされる関節包の炎症は，鍵となる役割を持つ．これらの炎症性変化（つまり"arthritis"）は必ずしも主たる特徴であるというわけでないため，一部の研究者は osteoarthrosis という言葉のほうをより好んで使用している．しかし最近の研究では，この状態は病態生理学上重要な役割を担っているとされる．

　OA はしばしば"wear, tear and repair（摩耗，損傷，修復）"の状態と表現される．そして関節にかかるいかなる強い負荷，例えば関節への過去の外傷や肥満による負荷など何であれ，OA を進行させる要因になる．これらの局所的な影響と同様に，関節軟骨の全身的な異常も OA を招く原因になる．例を挙げると，糖尿病や先端巨大症といった疾患は高頻度に OA を起こす．

典型的な患者
高齢者で，だんだん増悪する歯痛のようなタイプの痛みと，痛みのために歩行や関節可動域の制限がある股関節もしくは膝関節のこわばりを持つ．

分布

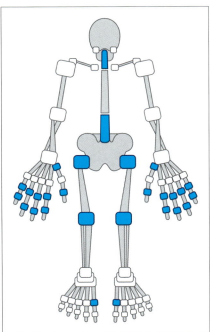

OA には，単関節炎（monoarthritis：1 つの関節のみ障害を受ける），少関節炎（oligoarthritis：5 つ未満の関節炎），多関節炎（polyarthritis：複数の関節の炎症）がある．典型的な障害部位は指であり，DIP 関節，PIP 関節，母指 CM 関節，そのほか母指 MTP 関節，脊椎，股関節や膝関節といった荷重関節が挙げられる．

臨床上のポイント

単純 X 線写真は OA を評価する標準的な検査である.

　OA を示すサインは同じ関節にすべてが存在することもあるが, いくつかの所見しかみられない場合も多い.

　関節軟骨損傷の領域は関節面すべてというよりむしろ局所に存在し, 高度なことが多いと思われる. このような場合では全体の関節裂隙は保たれるため, 損傷が高度であっても単純 X 線写真では正常にみえる.

　膝関節では, 患者を立たせて撮影する荷重位単純 X 線写真が, 軟骨の欠損と関節の変形をより正確に表す. 例えば, 高度な膝関節の内側型 OA を持つ患者の場合, 臥位で撮影すると正常な関節のアライメントにみえることがある. しかし, 患者が立つと内側関節裂隙の狭小化を伴う膝の外反に変化する.

英国では約 850 万人が OA による関節の痛みを持つと推計されている.

　OA は関節置換術の主な適応疾患である.

　OA のリスクファクターは, 加齢, 性別(女性に多い), 家族歴, 肥満, 女性ホルモン欠乏, 外傷の既往, 先行する関節疾患, 使い過ぎ, などが挙げられる.

　OA の程度と自然経過には幅広いバリエーションがある. しばしば単純 X 線写真の所見と患者の症状が一致していないこともある.

　OA の状態を分類するための数多くのスコアリングシステムがある. 例：Kellgren and Lawrence 分類：

グレード 0：Normal(正常)

グレード 1：Doubtful(疑い)…関節裂隙の狭小化と骨棘の疑いがある.

グレード 2：Minimal(軽度)…軽度の関節裂隙の狭小化と小さな骨棘がある.

グレード 3：Moderate(中等度)…明らかな関節裂隙の狭小化と多数の中等度の大きさの骨棘, いくつかの軟骨下骨の骨硬化領域, 骨の変形の可能性がある.

グレード 4：Severe(高度)…高度な関節裂隙の狭小化と多数の大きな骨棘形成, 顕著な軟骨下骨の骨硬化, 骨の変形がある.

単純 X 線写真の特徴

- **関節裂隙の狭小化**：関節軟骨の厚みの減弱を反映している. これは限局的で非対称である(炎症性の関節炎とは異なる, 例：関節リウマチなど).
- **骨棘**：小さな骨の増生のことであり, 関節面の辺縁に出現する. 特に母指 MTP 関節の場合が顕著であり, 強剛母指が起こり, 関節可動域が著しく制限される.
- **軟骨下骨の骨硬化**：関節軟骨の直下の骨の濃度が高くなること.
- **軟骨下嚢胞**：軟骨下骨にできる円形の透亮像のこと.
- **二次的なサイン**：OA の単純 X 線写真での追加所見として, 軟部組織の腫脹(1 章参照), アライメントの不整(内反や外反), 関節に沿った骨化関節遊離体(特に肘関節の OA でみられる), などがある. OA が進行すると骨のリモデリング(再構築)が起こり, 変形や強直を起こす.

3 章　関節炎　85

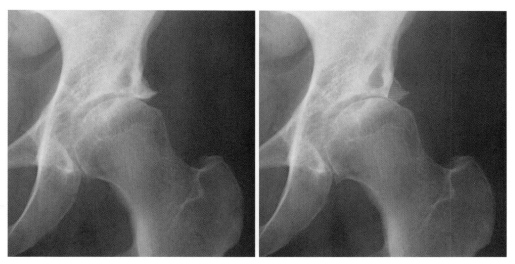

図 3.1　辺縁に骨棘（紫色）と上外側の関節裂隙の狭小化（緑色）を伴った変形性関節症の特徴　臼蓋の軟骨下骨に沿って，通常の骨と比較して濃度上昇している領域がある．また，軟骨下嚢胞（青色）が円形の濃度低下として認められる．

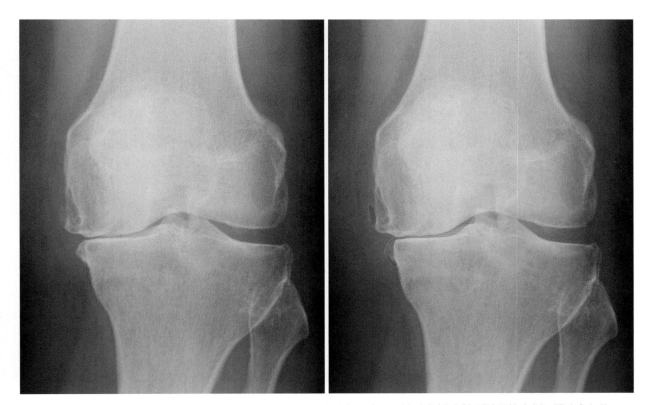

図 3.2　変形性膝関節症　中等度の OA 変化〔関節裂隙の狭小化（緑色）と骨棘形成（紫色）〕が膝関節内側に認められる．

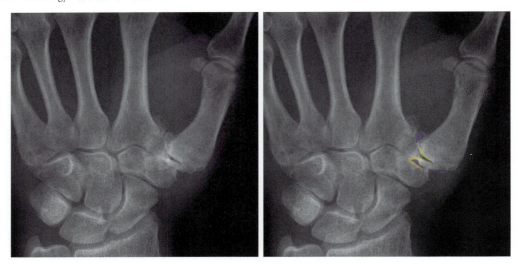

図 3.3 母指 CM 関節の変形性関節症 OA の典型的な所見である骨棘形成(紫色),関節裂隙の狭小化(緑色),軽度の軟骨下骨の骨硬化性変化(黄色)が,母指 CM 関節の両端に認められる.

関節リウマチ rheumatoid arthritis（RA）

関節リウマチ（RA）は炎症性の多発関節炎で最も一般的な疾患である．滑膜の炎症を引き起こす慢性の全身性自己免疫性疾患であり，皮下結節やそのほか多くの症状を有する末梢優位の多発関節炎と左右対称の変形を起こすのが特徴である．

　RAを早期に発見し，リウマチ内科医に専門的な評価を依頼することが重要である．早期の診断を行い，迅速かつ強力な，なおかつ炎症の厳しい抑制が実施できれば，関節痛やこわばり，腫脹をなくし，患者の予後を改善できる．これは関節の永久的な障害を減らし，関節の機能と生活の質を維持することにつながる．幸運にも大部分の患者においては，炎症は近年の薬物療法によって治療が可能となっており，RAの沈静化を目的とした治療が行われている．

患者の特徴
中年の患者で徐々に現れる痛みや朝のこわばり，手指，手関節，足趾（そのほかもある）など左右対称性に発生する関節の腫脹を主訴にしてくる．

分布

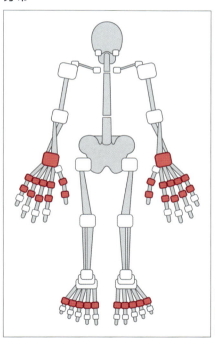

RAは典型的には多発関節炎を呈し，手（MCP関節，PIP関節）や足（MTP関節，PIP関節）の小さな関節や，手関節を両側対称性に侵していく．

臨床上のポイント
単純X線写真はRAによる関節障害の標準的な評価方法であるが，超音波やMRIのような炎症性の関節炎のサインを同定できるモダリティに比べて感度は高くない．実際，最大70％の患者は，臨床所見で早期のRAを示唆されているのにもかかわらず，単純X線写真では正常と判断される可能性がある．しかも特徴的な単純X線写真の所見は，より症状が顕著になった患者のみしばしばみられる．

　RA患者のすべてで基準となる手関節，手，足といった関節の単純X線写真を撮影すべきではあるが，単純X線写真での異常が必ずしもRA診断に必須なわけではなく，RAの

経過観察を目的として使用される.

放射線的な関節の評価は，RA の進行状態と治療効果を評価するために依然として重要な方法である．骨のびらんと関節裂隙の評価を定量化するための多くの評価方法がある．例えば Sharp and Larson scores は，臨床的な試験で主に使われている．日常行われる臨床的検査として，患者はたいてい 12～24 か月おきに手足の関節の単純 X 線写真を撮影してもらう.

RA で骨びらんを呈する最も一般的な関節は，示指 MCP 関節の橈骨側，小指 MCP 関節の尺骨側，尺骨の茎状突起，第 5 趾 MTP 関節の外側などであり，単純 X 線写真でこれらの領域は特に細部まで検査すべきである.

頸椎は常に放射線的な評価が考慮される部位であり，RA と診断された 80％の患者が障害を受ける関節でもある．環軸椎の障害は，頸髄や脳幹部の圧迫につながる亜脱臼を招く.

英国では 100 人中 1 人は RA である.

　未治療の RA は，かなり病的な状態に陥るといえる．例えば，身体的なハンディキャップになったり，仕事を失ったり，寿命が減ったりといった具合で，人としても社会としても大きな損失を意味する.

　コントロールされていない慢性の全身性炎症性疾患（自己免疫疾患）は関節の永久的なダメージだけではなく，骨粗鬆症や筋肉減少症（サルコペニア），インスリン不応症，未熟な早発性の動脈硬化性変化，早期の虚血性心疾患を結果として引き起こす.

単純 X 線写真の特徴
- **軟部組織の腫脹**：軟部組織のシルエットの増加は滑膜炎症を反映している.
- **関節周囲の骨密度低下**：関節の炎症は骨密度の低下を引き起こす．単純 X 線写真上，関節面に沿ってより暗い領域が広がることでわかる.
- **骨びらん**：滑膜の炎症は関節軟骨と関節周囲の骨に侵略しダメージを与え，単純 X 線写真で同定できるような骨びらんを形成する．RA ではこれらは"marginal-articular bone erosion"もしくは"juxta-articular bone erosion"とよばれる.
- **関節裂隙の狭小化**：しつこい炎症によってダメージを受けた軟骨は，関節裂隙の狭小化を呈するようになる．RA の関節裂隙は通常は均等な狭小化になる．これは滑膜炎症が関節全体に及んだことを反映している.
- **二次的なサイン**：RA が進行すると，骨や軟骨の破壊がさらに広がり，骨の再構築や亜脱臼・脱臼，骨関節の変形が発生する．例えば，MCP 関節での尺骨偏位など.

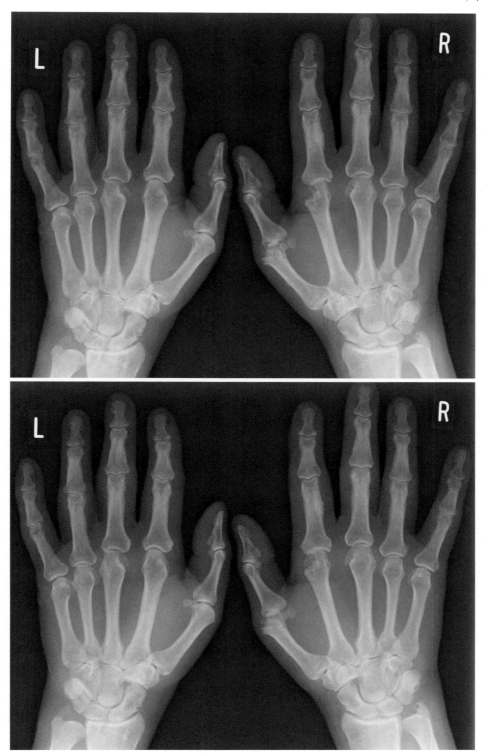

図 3.4 関節リウマチ 大きな骨びらん(オレンジ色)が認められる．特に，右手の母指・示指，中指の中手骨頭部，左手の中手骨頭部，左手関節の舟状骨，右手関節の尺骨茎状突起に顕著である．高度な関節裂隙の狭小化が，右手母指・示指 MCP 関節(緑色)に認められる．

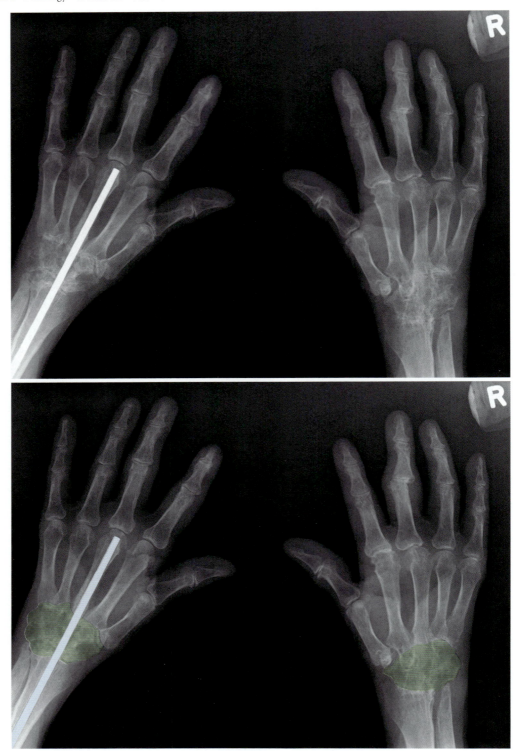

図 3.5 関節リウマチ（進行例） 左右対称性の高度な骨破壊を伴うびらん性多関節症を手根骨全体に認める．両手手根骨は完全な骨強直を示している（緑色）．左手関節は外科的に関節固定術を受けている．他の変化として，より遠位の関節に関節周囲の骨密度低下，骨びらんや変形を認める．特に，亜脱臼を示している右中指の MCP 関節と PIP 関節で目立つ．

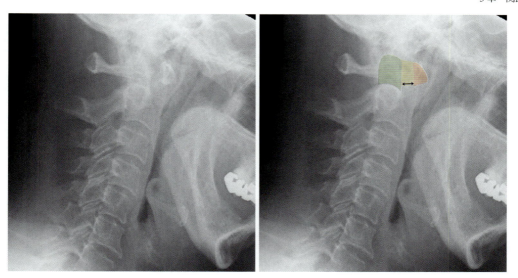

図 3.6 環軸椎亜脱臼 関節リウマチ患者の頸椎の屈曲位側面像では，環軸椎亜脱臼を認める．前方の環軸椎間距離は 7 mm（黄色）である（正常は 2 mm）．C1 の前弓（オレンジ色）と C2 の歯突起（緑色）との間を計測する（両矢印部分）．

結晶沈着性関節症 crystal arthropathy

関節や関節周囲に沈着する結晶に起因する関節症があり，これは急性の自己制御可能な関節・関節周囲軟部組織の炎症と慢性的な組織のダメージを引き起こす．最もよくみられる結晶と引き起こされる関節症は，以下の通りである．

- 尿酸ナトリウム（MSU）：痛風
- ピロリン酸カルシウム（CPPD）：無症候性の軟骨石灰化症を含むピロリン酸カルシウム沈着症である．急性の偽痛風で慢性の破壊性関節症を起こす．
- 塩基性リン酸カルシウム（ハイドロキシアパタイト）：石灰化腱板炎，OA の炎症の悪化，破壊性関節症などをきたす（Milwaukee shoulder などが代表的）．

痛風 gout

痛風は男性に発症する炎症性関節炎の中で最も多い疾患である．痛風は尿酸が結晶の形になって，関節軟骨の表面や腱の上，その他組織に沈着し，炎症性反応を引き起こすことで発症する．腎機能低下による尿酸塩排泄の不良や，尿酸の産生過多（例えばプリン体豊富な食事，白血病や悪性リンパ腫といった血液疾患などで起こるタンパク質代謝の増加など）の患者によくみられる．

しばしば臨床的に診断がくだされるが，問題となっている関節の関節液を採取し，偏光顕微鏡検査におる尿酸塩の観察が確実な痛風の診断である．尿酸塩は針状で，負の複屈折性を示す．関節液の採取は，急性の炎症や軟部組織の腫脹を呈する化膿性関節炎の除外のために重要である．

単純X線写真は，診断に利用したり，経時的にわずかな進行をみるために用いられたりする．急性期に唯一認められる所見は軟部組織の腫脹のみであるが，急性発作が繰り返されると数々の特徴的なX線所見が出現してくる．

患者の特徴

中年期もしくは高齢の男性で，腎機能低下がある．たいていは体重過多であり，利尿剤を服用している．母趾MTP関節に突然の激しい痛みや発赤・熱感，腫脹を伴って救急患者として現れる．似たような痛みのエピソードが以前にもある．

分布

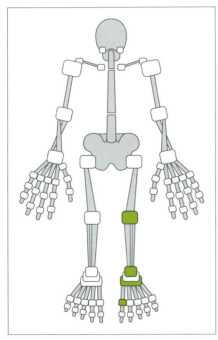

痛風は通常単関節炎であり，母趾MTP関節に好発する．その他，足部の中節部，足関節，膝関節が次に障害を受けやすい．下肢の関節は上肢より痛風性関節炎の頻度が高い．少関節炎や多発関節炎として存在することもある．

臨床上のポイント

急性期の痛風性関節炎は突然の予期しない耐え難い焼けるような痛みが特徴的で，それと同時に腫脹や発赤，こわばりのような症状が関節に生じる．通常は母趾 MTP 関節の単関節炎として出現する(少関節炎や多関節炎，蜂窩織炎などが起こることもある)．急性期の関節炎の見た目は化膿性関節炎によく似ている．

　痛風発作はしばしば夜間に発生し，痛みで患者が目を覚ましてしまう．これらの痛風の痛みは自然に治まっていくものの，しばしば自覚症状がひどいため患者が救命救急を訪れ，NSAIDs やコルヒチン，ステロイドといった特別な治療を要求してくる．

　発作が繰り返すことは普通のことであり，痛風結節とよばれる尿酸塩の関節周囲沈着と同時に，関節のダメージや変形が引き起こされてくる．痛風の再発に対する治療はリスクファクターの軽減であり，アロプリノールといった薬物療法を用いて高尿酸血症を治療することである．血清中の尿酸値の低下は，今後の痛風発作の発生を減らすことになる．

痛風はありふれた疾患であり，英国では 100 人中 1〜2 人は痛風患者である．特に中年期の男性に多く，年齢を重ねるにつれて罹患頻度は増加する(40 歳以上の男性の炎症性関節炎の中で痛風が一番多い)．

　痛風のリスクファクターは，減らすことができないもの(年齢，性別，民族や遺伝要因，慢性腎疾患)と，減らすことが可能なもの(高尿酸血症，高プリン食，プリン体の豊富なアルコール飲料の消費，肥満，特に利尿剤のような特定の薬物)に分類できる．

単純 X 線写真の特徴

- **軟部組織の腫脹**：軟部組織の拡大がみえる．これは全体的な炎症を反映している．
- **骨びらん**：しつこい炎症が骨表面にダメージを引き起こし，単純 X 線写真上でびらんに発展していく．これらのびらんはちょうど関節の辺縁から起こり，"para-articular"(傍関節領域，RA の"peri-articular(関節周囲)"とは対照的である)といわれ，punched-out や"overhanging edge"と表現される．RA よりしばしば円形で深いびらんである．
- **痛風結節(tophi)**：ときどき石灰化沈着を伴う，局所的な軟部組織像としてみえる．
- **二次的所見**：繰り返される発作のエピソードと，その結果起こる骨びらん・広範な骨破壊像，関節裂隙狭小化および変形．

注意：重度にならない限り関節裂隙は通常は保たれ，関節周囲の骨減少症の頻度はかなり低い．

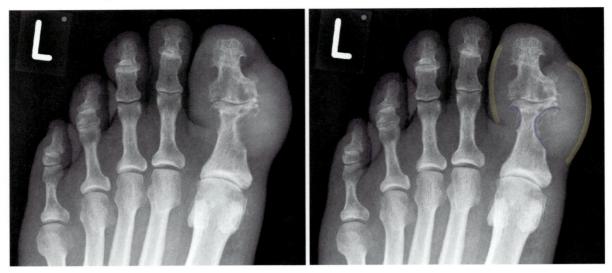

図 3.7 左母趾の痛風 軟部組織の腫脹（黄色）と高度な骨びらん（紫色）を認める．骨びらんは IP 関節から大きく広がり，"punched-out" を呈している．

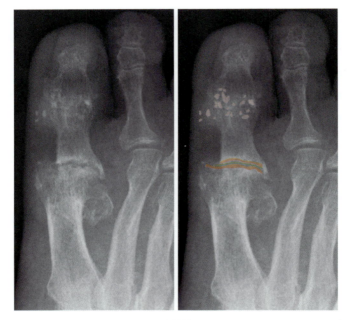

図 3.8 母趾の痛風結節 母趾 MTP 関節と IP 関節には破壊性関節症を認める．高度な骨びらんがあり，骨の辺縁が不明瞭化している（オレンジ色）．関節裂隙の狭小化（緑色），軟部組織の腫脹と内部に尿酸ナトリウム結晶と思われる点状の石灰化（ピンク色）が IP 関節に沿って認められる．

ピロリン酸カルシウム結晶沈着症 calcium pyrophosphate disease

ピロリン酸カルシウム結晶沈着症はよくある疾患で，特に高齢者に多い．CPPD 結晶沈着が特徴的であり，関節の硝子軟骨や線維軟骨優位に沈着する(chondrocalcinosis：軟骨石灰化症ともいわれる)．

臨床症状は以下のものが挙げられる．
- 無症状の軟骨石灰化症の存在．
- 急性の単関節炎もしくは少関節炎(急性ピロリン酸カルシウム関節炎もしくは"偽痛風"ともよばれる)で，典型的には高齢者の単関節炎の原因となる．
- 慢性非対称性の骨破壊性関節炎：OA と CPPD の合併例(かつては慢性ピロリン酸関節症とよばれていた)．

診断は関節液中の CPPD 結晶の存在と臨床症状で決まる(偏光顕微鏡で非複屈折もしくは軽度複屈折性を示すロッド状もしくは菱形の結晶である)．単純 X 線写真は石灰化の検出に役立ち，経時的にどの骨や軟骨の破壊も呈することがあるため，しばしば(その経過が)診断の一助になることもある．

患者の特徴
高齢女性で OA の既往を持つ．その関節に何らかの疾患(感染や外科手術など)があり，それがきっかけで急性の膝関節炎を伴う．

分布

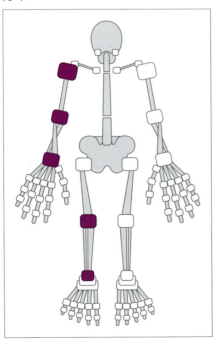

急性の"偽痛風"発作は典型的には単関節炎であり，特に膝関節に発症しやすい．その他手関節，肩関節，足関節，肘関節など．

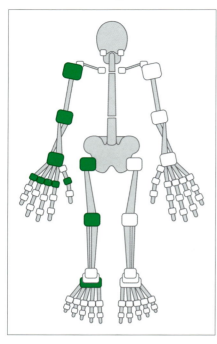

慢性のCPPD結晶沈着症になると，通常は少関節炎の形を取る（単関節炎や多関節炎の場合もある）．膝関節はやはり侵されやすい部位であるが，その他，手関節，肩関節，肘関節，股関節，MTP関節，MCP関節で認められる．OAと所見がオーバーラップする．

臨床上のポイント

急性期の偽痛風は，通常は炎症性の単関節炎として現れる．突然始まる強烈な痛み，こわばり，腫脹などを伴う．臨床的な滑膜炎のサインとして，関節液の貯留，圧痛，発赤や発熱，運動制限などもある．発熱は一般的に起こり，高齢な患者では全体的に調子が悪くなり診断が難しくなる．病態は化膿性関節炎にやや似ているかもしれない．

　慢性のCPPD結晶沈着症による関節症はたいてい少関節炎のパターンをとり，OAとオーバーラップする．慢性炎症による関節症状（痛みや朝のこわばりや動きづらさ，関節可動域の制限）や，急性発作の繰り返しによる機能障害がより強い．抗炎症剤治療が，特に急性発作に対しては効果的である．NSAIDsやステロイド，コルヒチンなどが使用される．しかし慢性CPPD結晶沈着症の治療は急性期治療より難しい．

・軟骨石灰化症は65〜75歳の健康な人々の最大1/3で認められる．
・家族性の場合や散在性に発生することもある．
・代謝性疾患，例えば原発性副甲状腺機能亢進症やヘモクロマトーシスなどでも引き起こされる．

単純 X 線写真の特徴

- ●軟骨と軟部組織の石灰化
  - ・軟骨石灰化症
    - 線維軟骨(例:膝の半月板,手関節の三角靭帯,恥骨結合など)
    - 硝子軟骨(例:膝,上腕肩甲関節,股関節といった関節軟骨)
  - ・関節包および滑膜の石灰化(例:MCP 関節や膝関節)
  - ・腱付着部の石灰化(例:アキレス腱,上腕三頭筋腱,閉鎖筋腱)
  - ・滑液包の石灰化(例:肩峰下,肘頭,踵骨後部滑液包)

> 軟部組織への沈着は無構造な石灰化濃度を示す.骨梁構造や骨皮質の欠如があり,骨化や骨片と鑑別される.これらの石灰化は急性炎症が落ち着いたら消失し,結晶が溶解すると考えられる.このためフォローの単純 X 線写真ではみえなくなる.

- ●OA 変化が目立ってくる時は,軟骨の欠損,軟骨下骨の骨硬化や嚢胞,骨棘形成などが現れてくる.
- ●"過形成(hypertrophic)"の所見として CPPD が関与しているものは以下の通りである.
  - ・OA として典型的ではない関節(MCP 関節,上腕肩甲関節,足関節,舟状骨-月状骨解離を伴う橈骨手根関節,中足関節)の障害があるとき.
  - ・"元気いっぱいな"骨棘と大きな軟骨下嚢胞がめだつ(特に膝と手関節).
  - ・平滑な"圧排性"びらんの発生(例:大腿骨遠位の前方,橈尺骨遠位下方,橈骨手根関節など).
- ●比較的まれなものとして破壊性の CPPD 結晶沈着性関節症があり,Charcot 関節に類似した軟骨や骨の欠損を持つ.

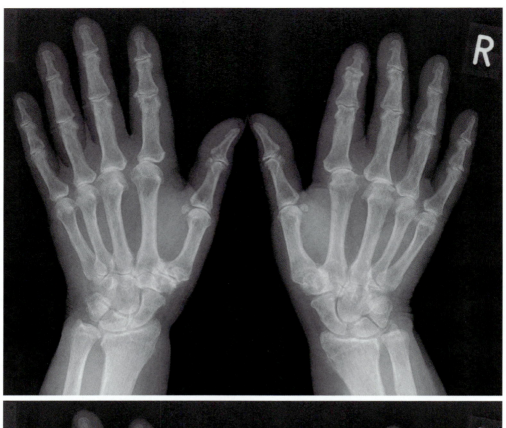
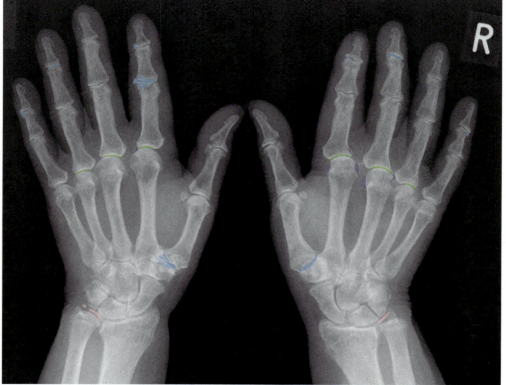

図 3.9 手と手関節の CPPD 結晶沈着性関節症 軟骨の石灰化が，両側手関節の橈尺関節内三角靱帯（ピンク色）に認められる．その他，関節裂隙の狭小化（緑色），骨棘形成が MP 関節（紫色）に指摘できる．PIP 関節，DIP 関節と母指 CMC 関節（青色）に OA 変化がある．

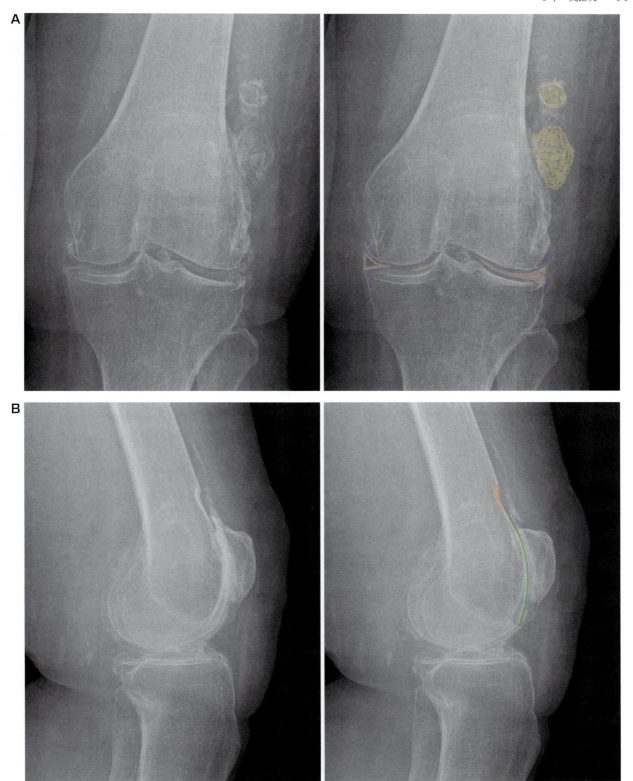

図3.10 膝関節のCPPD結晶沈着性関節症　A：正面像，B：側面像．特徴的なCPPD結晶沈着性関節症の所見である軟骨の石灰化が，膝関節（ピンク色）に認められる．高度な二次性の破壊性変化が膝蓋大腿関節にみられ，関節裂隙の狭小化（緑色），軟骨下骨の骨硬化（青色），骨棘形成（紫色）なども認められる．"pressure erosion（圧排性のびらん変化）"と思われるくぼみが大腿骨遠位部前方に指摘できる（オレンジ色）．滑膜の石灰化および石灰化した関節遊離体が，膝蓋上嚢の外側陥凹と膝窩に認められる（黄色）．

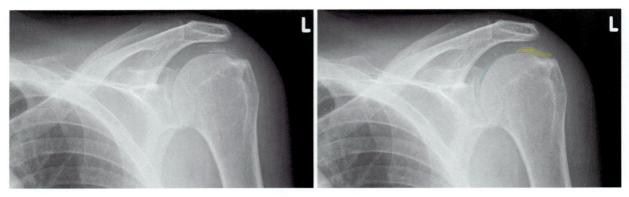

図3.11 軟骨の石灰化（青色）ともやもやとした石灰化（黄色）が，棘上筋腱の領域に目立つ．関節内と腱にカルシウムが沈着した所見である．

乾癬性関節炎 psoriatic arthritis（PsA）

乾癬性関節炎（PsA）は慢性炎症性関節症であり，約20％ほどの患者に皮膚や爪の乾癬を伴う．乾癬は炎症性の皮膚疾患であり，赤い鱗屑を持つ紅斑が特徴である．通常は肘関節や膝関節の伸側，頭皮の生え際や臍周囲などにみられる．PsAの一部患者では家族歴があり，皮膚の乾癬がはっきりしないことがある．*HLA-B27*とよばれる遺伝子の関連があり，炎症性の腸疾患や眼疾患といった他の病態を発症させることもある．これは血清陰性脊椎関節炎の一種と考えられ，関節炎，付着部炎，腱鞘炎，指炎，脊椎炎などを引き起こす．

単純X線写真はPsA患者の評価に重要である．しかし，臨床症状と同じく，さまざまな異なった変化や矛盾した所見が，滑膜関節周囲，軸骨格や線維軟骨関節（例：仙腸関節）などを含む領域にも，腱や靱帯付着部の炎症と同様にみられる．

患者の特徴
中年期の患者（30〜55歳）で，皮膚乾癬と爪の陥凹がある．過去にぶどう膜炎のエピソードがあったり，痛み，こわばりや腫脹が左膝関節といくつかの異なる指関節に起こったりする．これらは左右非対称である．

分布
さまざまな関節浸潤のパターンがあるが，左右非対称が普通である．患者は以下の5つのサブタイプに分類される．

1. DIP関節優位の関節浸潤（図1）
2. 左右非対称な単関節もしくは少関節炎．通常は膝関節や小さな末梢の関節が浸潤される（図2）
3. 左右対称の多関節炎（RA様）（図3）
4. 脊椎関節炎（脊椎と仙腸関節）（図4）
5. 破壊性関節炎で，骨破壊や骨融解，指の伸縮を伴う（図5）

3章 関節炎　101

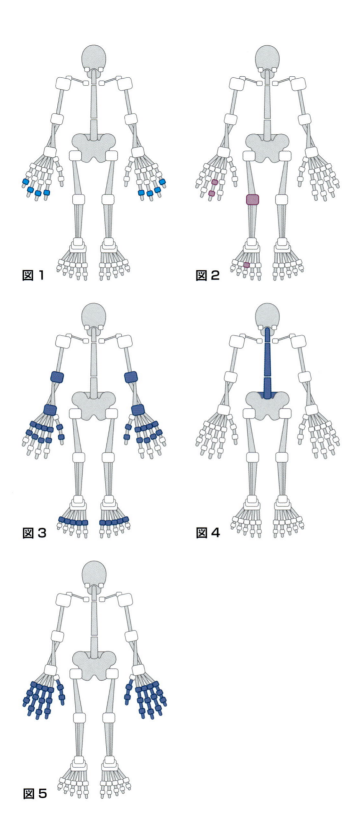

図1

図2

図3

図4

図5

臨床上のポイント

RAと同じく，特に早期の乾癬性関節炎は単純X線写真では特徴的所見を示さない．*HLA-B27*によって引き起こされる関節外の何らかの兆候，例えばぶどう膜炎のような眼疾患は先行して発症していることもある．PsA患者の1/4は仙腸関節炎も発症していることがある．その変化は軸骨格の脊椎関節炎(aSpA)(強直性脊椎炎)より広範囲かつ非対称的な分布を示す．治療はNSAIDs，糖質コルチコイド(ステロイド)，疾患修飾性抗リウマチ薬(DMARDs)，抗リウマチ薬(メトトレキセート)，生物学的製剤(TNF-α阻害薬)などが使用される．

- ・皮膚症状と関節症状の程度に関して直接の因果関係はみられない．
- ・PsAの特徴的な画像は，骨破壊像と骨新生が組み合わさって存在していることである．
- ・Ferguson(ファーガソン)変法撮影のように角度を付けた仙腸関節の撮影法は，感度を上げる．
- ・グレード分類は仙腸関節炎の重度の定量化に寄与するが，MRIのほうが仙腸関節炎の描出にはより優れている．

単純X線写真の特徴

- ●**軟部組織腫脹**：関節，腱もしくは軟部組織の腫脹によって引き起こされる．指炎でも腫脹がある．
- ●**骨びらん**：通常は境界明瞭で，関節周囲にみられる(RAに類似)．ただ，非対称性であることのほうが多い．
- ●**骨形成の促進**：特徴的な所見であり，しばしば骨びらんのある骨皮質に形成される．関節の辺縁に認められ，棘状にみえる．
- ●**関節裂隙の狭小化**：乾癬の増悪とともに進行してくる．
- ●**骨膜炎**：骨膜表面の炎症で，特に骨幹部の骨皮質に沿って濃度上昇として認められる．
- ●**仙腸関節炎**：骨びらんと骨新生が仙腸関節に発生する．不整な辺縁と骨硬化像として認められ，単純X線写真上で仙腸関節の輪郭を追うのが難しくなる．
- ●**脊椎炎**：骨の増殖性変化として認められる(靱帯骨棘)．脊椎に出現するが，椎体間を橋渡しするような連続性を持つのはそれほど多くない．
- ●**腱付着部での骨増殖**：例えばアキレス腱の付着部，足底腱膜の起始部である踵骨，骨盤の周りにある腱付着部などの骨増殖がある．
- ●**ペンシルキャップ変形，骨融解と骨強直**：骨破壊と指や関節の骨融解が進行し，隣接する指骨で骨新生が起こった結果として指骨がとがった形状になる．これをペンシルキャップ変形とよぶ．

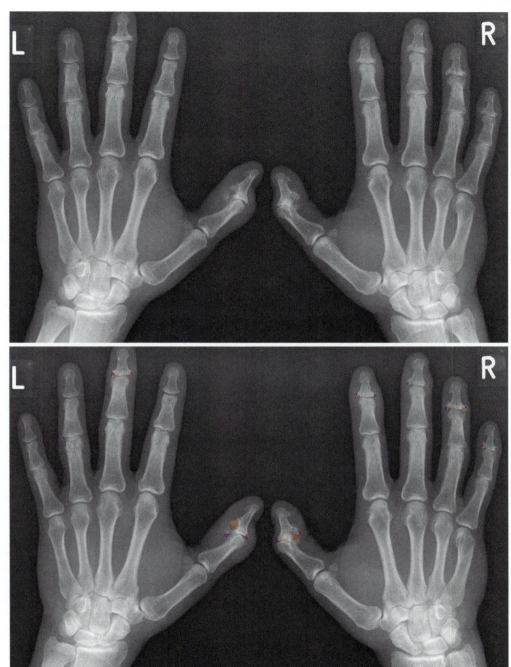

図 3.12 乾癬性関節炎の DIP 関節 骨びらん(オレンジ色)と骨新生(紫色)がともに，左の母指および中指と，右の母指とすべての指の DIP 関節に認められる．これらの所見は皆同じではなく，異なった病期と病勢である．

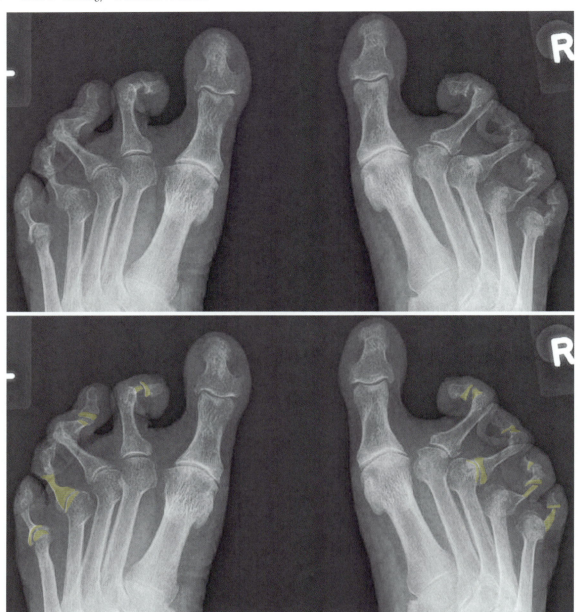

図 3.13　乾癬性関節炎の足部　高度な乾癬性関節炎と骨びらんを伴った足趾の変形を認める．骨溶解と骨新生が認められ，MTP 関節と IP 関節（黄色）の多くに "pencil in cup" とよばれる変形がみられる．

軸骨格の脊椎関節炎（強直性脊椎炎）
axial spondyloarthritis（ankylosing spondylitis）

軸骨格の脊椎関節炎（axial spondyloarthritis：aSpA）（強直性脊椎炎）は，仙腸関節と脊椎を侵す炎症性疾患として特徴づけられている．乾癬性関節炎（PsA）と同様に *HLA-B27* と強い因果関係があり，類似した臨床症状，家族歴が数多く認められる．

　患者は通常若年者であり（典型的には15〜35歳くらいまでの男性），しつこい痛みとこわばりを背部に自覚する．残念ながら，自覚症状が始まってから診断まで時間がかかることが多い．原因として，背部痛そのものがありふれていて，機械的な痛みと考えられてしまうためである．

　診断は臨床情報と画像での判定基準の組み合わせで行われる．より新しいガイドラインでは，単純X線写真に加えMRIも活用し，診断の感度を上げている．一番最初の単純X線写真のサインは通常左右対称の仙腸関節炎で，高い特異性を持つ．しかし，特徴的な所見が出現するまでには時間がかかることも多い（9年くらいかかったりもする）．しかも，最初に撮影する単純X線写真はしばしば正常である．単純X線写真での脊椎炎は，脊椎の所見だけではなく，靱帯の石灰化も明らかにすることができる．

患者の特徴
若年男性で，およそ2年は背部痛を持つ．目を覚ますような背部痛が明け方と夜間にある．痛みの軽減を図るために，規則的に痛み止め（イブプロフェン）を服用しなければならない．背部は固く，腰椎の前彎や側方への屈曲の制限が起こる．*HLA-B27* は陽性である．

分布

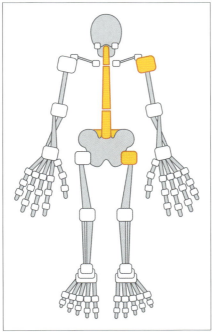

aSpAは常に軸骨格を侵す（仙腸関節と脊椎）．左右非対称な浸潤であり，中規模の関節から大関節（肩関節や股関節など）に障害を起こす．腱および靱帯の骨付着部での炎症（腱付着部症）の発生は一般的である．腸骨稜，臀部，脛骨粗面，踵部などでみられる．

臨床上のポイント

診断および分類基準は時とともに進歩している．大部分の研究者はこの病気のスペクトラムを，軸骨格の SpA（これはさらに，古典的な強直性脊椎炎と画像に現れない軸骨格の脊椎関節炎に分けられる）と，末梢型の SpA（乾癬性関節炎，反応性関節炎，炎症性腸疾患を伴う関節炎，未分化型 SpA がある）に細分化されると考えている．

治療は NSAIDs，糖質コルチコイド（ステロイド），DMARDs（例：サルファサラジン）または生物学製剤（例：TNF-α 阻害薬）などが用いられる．

背部痛は全人口で考えれば非常に一般的な症状であり，aSpA 由来のものは約 5% に過ぎない．

HLA-B27 もまたよくある遺伝子異常であり，コーカソイドの人口の約 8% にみられる．しかし，4 人に 1 人しか aSpA を発症しない．aSpA の 90% の患者は HLA-B27 が陽性であり，この遺伝子はより深刻な疾患のマーカーとなる．しかし，HLA-B27 の保因割合は人種間で異なるのを知っておくことが重要である．

aSpA の診断はしばしば 6〜8 年遅れる．というのも，この疾患の早期ではしばしば単純 X 写真は正常であるからである．

MRI は単純 X 線写真よりはるかに感度が高く，aSpA の早期のサインを発見できる．炎症性変化（骨髄浮腫）と骨の変化（骨びらん）の両方を指摘できる．

単純 X 線写真の特徴

- **仙腸関節炎**：通常は両側性で左右対称性である．下 1/3（滑膜領域），特に腸骨側を侵す．関節辺縁の境界が不明瞭化し，びらん，続いて起こる骨の増殖性変化と骨硬化を伴った関節裂隙の拡大を認める．変化が進行すると，関節裂隙の辺縁はより不明瞭化し，最終的には骨強直が生じて関節裂隙は消失する．
- **脊椎炎**：骨びらんと骨の新生が椎体の角に発生する．これは胸腰椎移行部から始まり，"ロマヌス病変（Romanus lesion）" とよばれる．新生骨は椎体の前面に沿って作られ，椎体の凹面が四角い形状になる．石灰化は椎間板や椎体を形成する前縦・後縦靱帯に沿って発生し，靱帯骨棘を形成する．また椎体に沿って同様の病変が発達し，完成された aSpA で特徴的な "bamboo spine" を形成し，最終的には骨強直になっていく．
- **軟部組織の石灰化**：靱帯の石灰化が発生する．例えば仙腸関節の後方の靱帯成分や，後方の棘間靱帯などの石灰化が起こる．
- **骨の濃度**：全体的に落ちていく．

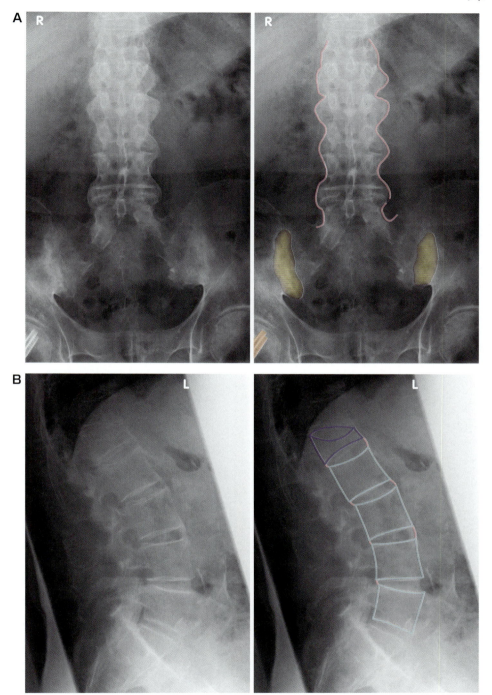

図 3.14 腰椎と仙腸関節の脊椎関節炎（強直性脊椎炎） 両側性の仙腸関節炎と仙腸関節の骨癒合（黄色），椎体の四角形化（青色），靱帯骨棘が形成されて連続していき，胸腰椎で"bamboo spine"になっていく（ピンク色）．椎体前方の楔状骨折（紫色）は，骨密度の低下によるものと思われる．右大腿骨頭にはスクリューが認められる．過去の大腿骨頸部骨折の治療後の変化である（オレンジ色）．

4章　腫瘍および腫瘍類似病変

この章では，骨関節に発生する良悪性腫瘍と腫瘍類似病変について概説していく．数多くの腫瘍について説明するのではなく，診断に必要な画像所見の指摘の仕方や，論理的な評価の仕方を説明する．"腫瘍類似病変(tumour-like lesion)"という言葉は，単純X線写真上で腫瘍に似ているようにみえるが腫瘍ではないものに対して使われる．例を挙げると，線維性骨皮質欠損や骨髄炎などである．

多くの局所的な骨病変は比較的特徴的な単純X線所見を示し，診断の一助となる．単純X線写真の所見の考慮なくして診断が成り立つことはない．これはとても重要なことである．すべての臨床的な前後関係を考慮しなければならない．患者の年齢，既往歴，最近の症状，血液やその他生化学データなどは，すべて診断の重要な手がかりである．特に重要なことは，骨病変が単発なのか，複数存在するのかを判断することである．これで診断が変わることがある．

多くの骨病変には，典型的な場所や好発する年齢群がある．そのため，このような要素を考慮する．

単純X線所見と前述の情報が集まれば，最も可能性の高い診断，もしくは3つかそれ以上の鑑別疾患の提示が可能になる．

いくつかの基本的な事実は覚えておくと便利である．

・悪性の原発性骨腫瘍はまれである．整形外科クリニックでそれをみるのは何年に1度もない．
・悪性の原発性骨腫瘍の診断は，どんな子供でも，若年成人でも，骨の痛みや腫瘍があれば考えなければならない．
・40歳以上の患者に悪性の骨病変があれば，転移と多発性骨髄腫は最初に考慮されるべきである．

患者の放射線的な評価

しばらくの間，臨床情報，血液やその他の生化学データは無視して，骨腫瘍があるかもしれない患者に骨の異常があるかどうか，もしあるならその特徴をどう描写するか，に取り組んでみることにする．

原発性の悪性骨腫瘍は，大部分の良性骨腫瘍のように単純X線写真で指摘できる傾向がある．

単純X線写真は骨転移や多発性骨髄腫に対しての感度は高くないため，それら疾患の同定や否定のためには他のモダリティも必要になる．

MRIは骨の局所的な異常を指摘するのに感度が高く，5 mm程度の小さい腫瘍ですらたやすく同定できる．そのため，全身骨の評価よりも，MRIは症状のある関心領域の評価に最もよく使われる．一般的な適応は，既に悪性病変が知られている患者の背部痛の原因評価，脊柱骨への転移による脊髄や神経の圧迫などの精査である(図4.1)．多発性骨髄腫のステージングのためにも用いられる．MRIは骨髄の評価に対して他のモダリティより優れている．単純X線写真は骨の石灰化した構造の変化を示すのには申し分ないが，転移，多

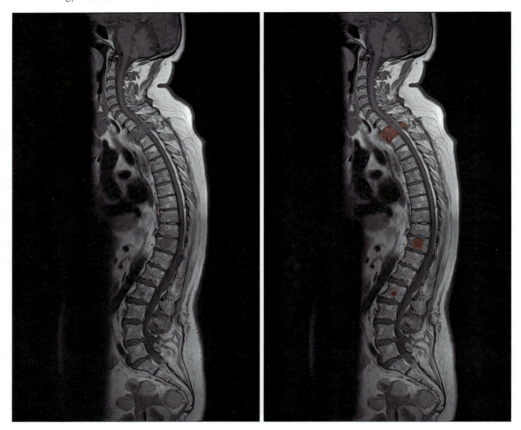

図 4.1　Th2，Th11，L2（赤色）の転移のある患者（脊椎 MRI，T1 強調像）　腫瘍は正常の骨髄信号（脂肪を反映し高信号である）と比較して低信号である．Th2 の病変は脊柱管内に進展し，早期に脊髄圧迫を呈している．

発性骨髄腫や骨の悪性リンパ腫などに対しては MRI のほうが高い感度を示す．これらの腫瘍性病変は最初に正常の骨髄に浸潤し，骨髄を腫瘍細胞に置換していく．この変化は骨の石灰化構造が変化していく前から起こっている．骨髄浮腫もまた MRI でよくみえる．骨髄浮腫は，潜在性の骨折や骨髄炎，類骨骨腫といった病変で引き起こされる．

　核医学検査（骨シンチグラフィ）は通常，転移性病変の調査に使われる．骨シンチグラフィは鋭敏な検査であり，単純 X 線写真で病変が出現する前に，骨病変を示すことができる（図 4.2）．骨親和性薬剤（ハイドロキシメチレンジホスホネート：HDP など）にガンマ線を放出する核種，99 m テクネシウムを標識し，末梢静脈から投与する．投与 4 時間後にガンマカメラで全身骨の撮影を行う．前面と後面の撮影を行う．だいたいすべてのタイプの骨転移は，局所的な集積亢進もしくは"hot spot"として描出される．しかし，ほかの病態，例えば骨折や関節症などでも集積の亢進を認めてしまう．そのため，病変の分布や臨床情報，時には他の画像情報なども含めたすべてが，解釈のために必要になる．骨シンチグラフィはほぼすべての転移病変に鋭敏ではあるが，多発性骨髄腫や形質細胞腫，そのほか骨溶解性の転移病変の検出は悪い．

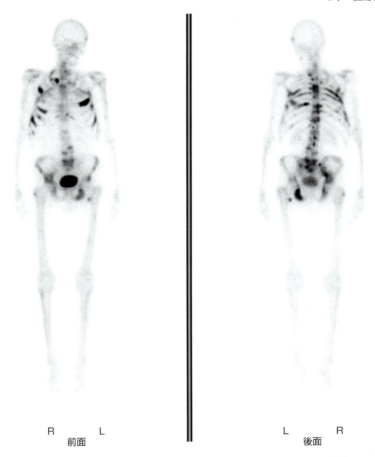

R　　　　L　　　　　　　　　　L　　　　R
　　前面　　　　　　　　　　　　　後面

図4.2　全身骨シンチグラフィは，前立腺癌患者の典型的な多発骨転移を示している．転移によって集積が増加しているところは画像上暗い領域として認められる．集積は軸骨格優位であり，さまざまな大きさでランダムに広がっている．

単純X線写真の基本原則

単純X線写真は局所骨病変の評価にきわめて重要である．単純X線写真での手がかりや所見は，可能性のある診断を考慮するのに役立つ．また，他の疾患の除外にもつながる．

病変がどの骨にあるのか，その骨のどの位置にあるのか，といった発生部位は重要である．数多くの腫瘍およびその他局所病変は，通常一定の部位でみつかる．例えば，大部分の骨肉腫は長管骨の骨幹端に発生し，特に上腕骨近位骨幹端や，膝関節の大腿骨側もしくは脛骨側に好発する．

単純X線写真のサインによる手がかりから，この病変は浸潤性の高そうな腫瘍か，それとも比較的良性の腫瘍なのか判断できる．骨は，急速に発育する腫瘍とゆっくり発育する腫瘍に対して異なった反応を示す．そのため，これらの変化をみるにはMRIやその他のモダリティより単純X線写真のほうが有用である．

病変内の石灰化のパターンには特徴がある．例えば"ポップコーン"状の石灰化は軟骨系腫瘍を示唆する(図4.3)．

さらに，病変の辺縁の骨の変化も重要である．

病変の辺縁は2種類の領域に広がると考える．(1)外部への膨張性発育：病変は骨皮質に遭遇し，骨膜を通して軟部組織に広がっていく．(2)海綿骨内を広がる，たいていは長管

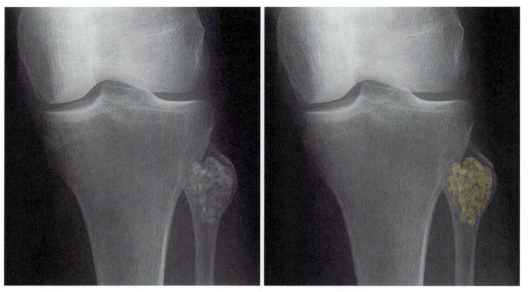

図 4.3　膝外傷のために単純 X 線写真を撮影し，偶然発見された腓骨頭部の内軟骨腫　軟骨基質を反映する特徴的なポップコーン状の石灰化を示している．

骨の骨髄腔内に沿う．病変に対する骨の反応は，病変が**浸潤性で活動性が高いか**，**ゆっくり成長するものなのか**によって異なる．活動性が高い病変の場合は，髄腔内に沿って広がるとともに，骨皮質にも及んでいく．また発育速度が速く，腫瘍周辺の骨ではっきりと追えるような辺縁をもたない．腫瘍の存在するそれぞれの領域で骨の反応が始まるが，病変は骨の反応が完了する前にどんどん進行していく．早く成長する病変は髄腔内に沿って広がり，骨組織は単純 X 線写真上変化していると思われるが，どこまでが異常でどこから正常な骨なのかはっきりわからない(図 4.4A，図 4.5A)．一方でゆっくり成長する病変では，辺縁が境界明瞭でしばしば骨硬化しており，正常な骨梁構造がある骨で区別される．この状態は，正常な骨が病変に適応する時間があるために起こる(図 4.4B，図 4.5B)．そんなわけで，明らかに異常な領域と明らかに正常な骨構造の間の幅は，病変が髄腔内に沿って発育するスピードを反映している．

　側方進展や皮質外進展という言葉は，病態としては浸潤性で活動性が高いことを意味しており，骨皮質の破壊(骨皮質を示す白いラインが途絶えてみえる)を引き起こす(図 4.5A)．一方でそれほど活動性の高くない病変の骨皮質は保たれている．一度骨皮質を通り抜けたら，活動性の高い病変は骨膜まで浸潤していく．骨膜の役割は骨膜深部で新しい骨を生み出すことであるため，病変が骨膜に至ると骨の形成を始める．しかし病変が絶えず大きくなっていると，この骨形成は完成しなくなってくる．そのため，活動性の高い病変は，不整で不完全な骨膜反応をもたらす．骨膜由来の骨形成(骨膜反応)は，隆起した領域の辺縁を構成する最もわかりやすいものであり，"Codman 三角(コッドマン三角)"としてよく知られている(図 4.6A)．一方で，ゆっくりと発育する病変では骨膜由来の骨形成が引き起こされるが，時間をかけたことを反映して明瞭かつ平滑な形態である(図 4.6B)．

　ここでも，軟部組織の腫脹を探すことを覚えておくように．これはしばしば活動性の高い病変を反映することが多いが，時に骨髄炎や病的骨折などによっても引き起こされる．

　急激に大きくなるような活動性の高い病変はしばしば悪性だが，すべてがそういうわけ

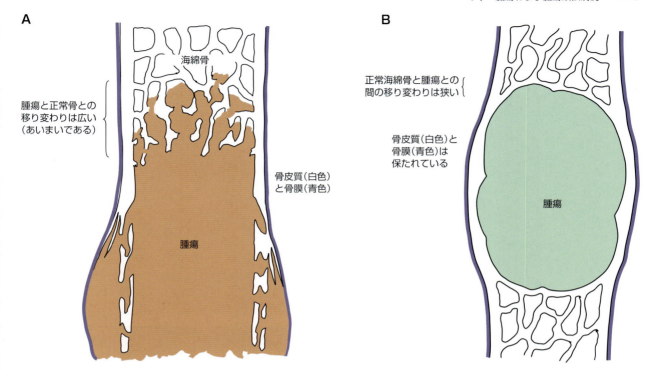

図 4.4 腫瘍は海綿骨のある骨髄腔内に広がっていき，さらに両側にある骨皮質と骨膜に向かっても広がっていく．
A：発育の早く，活動性の高い腫瘍では，骨が腫瘍と正常領域との境界をはっきり分けるラインを形成する前に，腫瘍が髄腔内と骨皮質を貫いていってしまう．
B：発育の緩徐な腫瘍では，海綿骨が腫瘍との間に明瞭な境界を形成する．また腫瘍による骨皮質の骨内膜表面への浸食に関しても，成熟した骨膜が作られ腫瘍周囲を覆うことができる．

ではない．例を挙げると，骨髄炎も骨に活動性の高い変化をもたらす．また，ゆっくり発育する腫瘍の一部も悪性なことがある．

すべての手がかり，特に臨床的な背景や患者の年齢や発生部位，単純 X 線写真の所見などを結びつけることによって，骨病変の鑑別を狭めることが可能になる．それはさらなる治療方針の決定を可能にする．例えば，骨生検(骨転移か原発性骨腫瘍かの鑑別)などである．特異的な診断は必ずしも可能なわけではないが，全体的な所見は鑑別疾患を減らす手助けになり，次にとるべき方向の指標になると思われる．

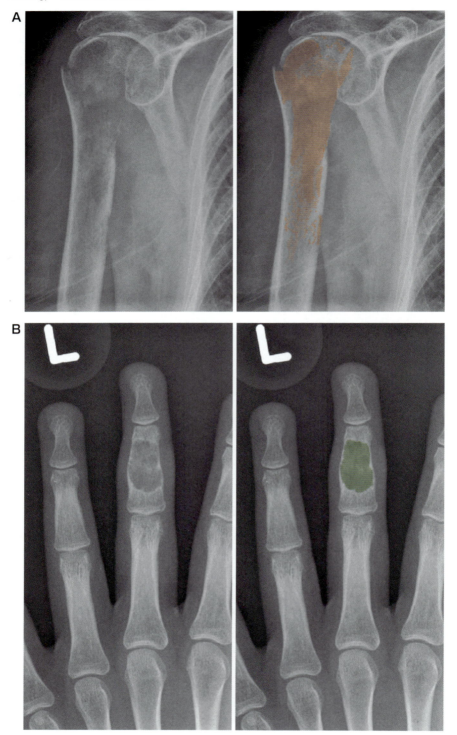

図 4.5 腫瘍の髄腔内での広がり 肺癌の転移のような活動性が高く浸潤性の腫瘍の辺縁（**A**）では，正常の海綿骨の始まりと転移性腫瘍の終わりを指摘するのが困難である（wide zone of transition）．また，上腕骨外科頸の病的骨折が認められる．溶骨性変化をきたしているレベルで骨皮質の断裂があるのがわかる．一方で，緩徐な成長を示す良性の内軟骨腫（**B**）では，腫瘍と正常骨との境界は明瞭である（narrow zone of transition）．

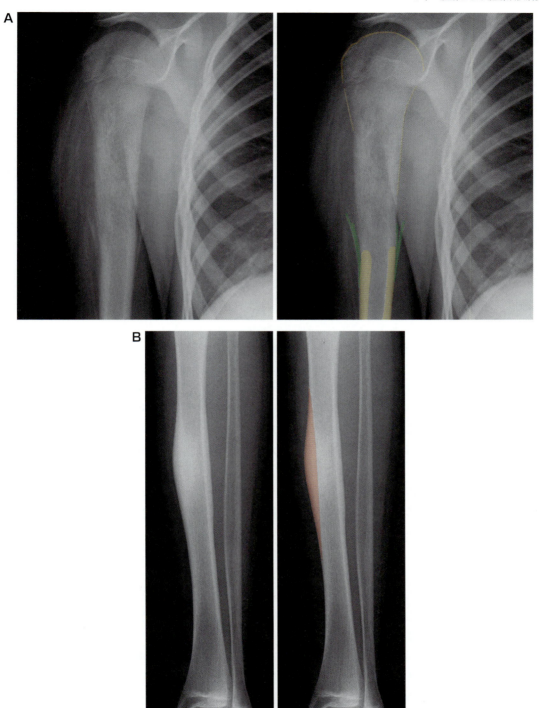

図 4.6　骨皮質への広がり
A：12 歳小児，ユーイング肉腫　Codman 三角が，持ち上がった骨皮質の辺縁に形成されている（緑色）．腫瘍の軟部組織周囲への急激な広がりの結果，骨皮質の白いラインを消失させている（正常の骨皮質は黄色）．骨髄腔内の腫瘍と正常骨との境界は不明瞭である．
B：脛骨骨幹部の類骨骨腫　良性骨腫瘍の骨膜反応は平滑で境界明瞭である．これは浸潤性病変ではないことを反映している．また骨皮質を超える広がりはない．

悪性腫瘍 malignant tumour

転移と多発性骨髄腫は圧倒的によくみられる骨の悪性腫瘍である．形質細胞腫は一般的ではないが，骨肉腫，軟骨肉腫，ユーイング肉腫などの他の原発性骨腫瘍は実のところまれな疾患である(骨の肉腫は年間0.2%程度の発生率である)．例えば一般開業医が，キャリアの中でこれらの原発性腫瘍をみることは1〜2症例程度と思われる．それは骨転移や多発性骨髄腫といった大人数の患者を経験することと比較すると，相当少ないことになる．

骨転移 bone metastases

転移は骨にみられるきわめて多い新生物である．どの癌もほとんどが骨に転移するといえる．最も高頻度に骨転移しやすい傾向のある癌は，前立腺，乳腺，肺，腎，甲状腺である．成人の骨転移の80%がこれらの癌である．小児では，神経芽腫が最も高頻度に骨転移する癌である．

血行性転移は静脈系を介して広がる傾向がある．軸骨格(頭蓋骨，脊椎，肋骨，肩甲骨，骨盤，大腿骨近位，上腕骨近位)と，もちろん肝臓や肺のすべてが転移の好発部位である．肝臓や肺は，静脈のフィルターとしての役割のために転移が起こると信じられている．骨転移の頻度の高さには，他の因子も関連していると思われる．傍脊椎静脈のネットワークは，腹部，骨盤，胸郭や上下肢の血流と吻合している．これらの血流が肝臓や肺の通常のフィルターを回避し，軸骨格の骨を通り抜けていくため骨に転移が発生する．これらの領域にある骨髄の主な目的は造血であり，血管の透過性は骨髄腔内の造血幹細胞が血液に流れるよう意図されている．これは同時に，悪性細胞も反対向きに(血管から骨髄内へと)受け入れてしまうことになる．赤血球生成のために作られた栄養に富んだ環境は，転移性腫瘍細胞も育てることになる．

骨転移は四肢の末梢ではまれである．起こるとすれば通常は肺からであり，動脈系経由と考えられている．原発腫瘍は肺静脈に浸潤し，心臓を経由して全身の動脈循環へと達する．

単純X線写真の特徴

多発することが転移の特徴的所見である．他の所見はさまざまである．全体的に転移には，原発巣を診断するための十分特異的な所見というものがない．単純X線写真は溶骨型(図4.5A)，造骨型(図4.7)，もしくは2つの混ざったパターンなどさまざまである．それらは境界明瞭の時もあれば，境界不明瞭なパターンの時もある．骨を超えた軟部組織への進展と，それらが引き起こす骨膜反応は，転移性骨疾患の場合は一般的ではない．骨皮質の膨張はたまに発生し，特に典型的なのは腎臓と甲状腺の転移である．

また骨転移があるにもかかわらず，単純X線写真では何の異常も現れない場合があることを知っておくのも重要である．いい換えれば，単純X線写真では除外診断はできない．

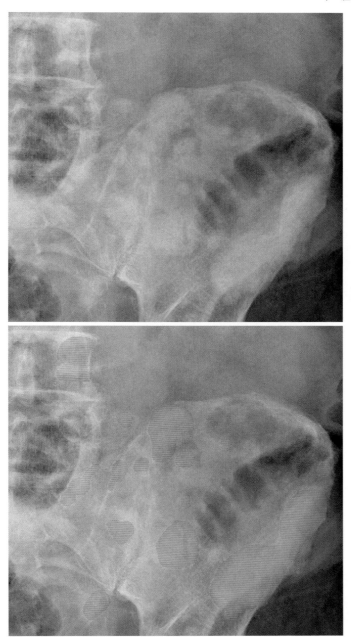

図 4.7 造骨型骨転移(80 歳男性,前立腺癌) 転移巣は正常骨より骨濃度が高い領域としてみえる.病変は多発しており,さまざまなサイズで軸骨格に存在している(透亮像としてみえる領域は骨に重なっている腸管ガスである).

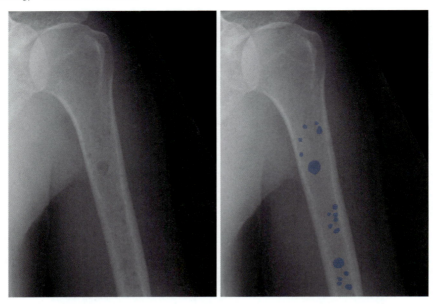

図 4.8　72 歳女性，多発性骨髄腫　小さくて境界明瞭な溶骨型腫瘍が，上腕骨骨幹部に多数散らばって認められる．多発性骨髄腫は典型的には軸骨格に最初に浸潤するが，長幹骨や頭蓋骨への浸潤がより容易に観察しやすい．

多発性骨髄腫 multiple myeloma

多発骨病変を持つ 40 歳以上の患者では，骨髄腫と骨転移の両方を考える必要がある．

　骨髄腫は原発性骨腫瘍で最も多い．これは骨髄内に存在する形質細胞の悪性化であるが，病気が進行するにつれ，骨を形作る石灰化成分に浸潤していく．クローンとして生成された形質細胞は異常タンパク質（大部分は IgG）を分泌する．その血中での存在を，電気泳動もしくは尿中の Bence Jones タンパク質として検出し，診断する．異常な形質細胞は骨芽細胞を抑制し，破骨細胞を活性化させる物質も分泌し，結果として二次性の骨粗鬆症を引き起こす．引き起こされた脆弱性骨折は最初の所見として現れる．

　75％の患者は 50 歳以上である．発症年齢のピークは 60〜70 歳台で，40 歳以下にはまれである．

　造血している骨髄に発生する疾患ゆえに，軸骨格優位の分布を示す．

単純 X 線写真の特徴

多発性骨髄腫の画像所見は，乾燥した舗道上の雨粒に例えられる．病変は多発しており，溶骨型で境界明瞭，punched-out appearance（骨の打ち抜き像）を示す（図 4.8）．病期が進行すると，骨の構造が全体的に粗造になっていく（図 4.9）．

　骨髄腫は骨形成に欠けているため，たいてい核医学検査（骨シンチグラフィ）では指摘ができない．しかし，MRI では，正常の脂肪髄と比較し病変の信号異常がはっきりと認められる．結果として骨髄腫の好発部位である脊椎の MRI は，病期ステージングに用いられる．単純 X 線写真による全身骨検査で示されない異常も MRI ではとらえられる．

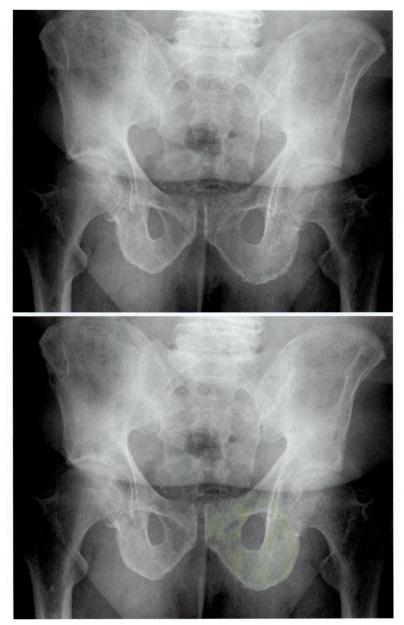

図 4.9 多発性骨髄腫 骨の浸潤は単純 X 線写真上ではっきり指摘できない．しかし，左の坐骨恥骨枝のわずかな骨の改変が骨の粗造として認められる．

形質細胞腫 plasmacytoma

多発性骨髄腫は多数の領域を侵すと定義されている．同じ病因でも，局所の孤立性病変として描出されるものは形質細胞腫とよばれる．形質細胞腫の患者は，時間の経過とともに多発性骨髄腫に発展していく可能性がある．平均的に形質細胞腫は多発性骨髄腫より若い年齢でみつかるが，それでも 40 歳台くらいである．タンパク質の電気泳動はしばしば正常である．腫瘍は軸骨格の赤色髄の領域に存在する．

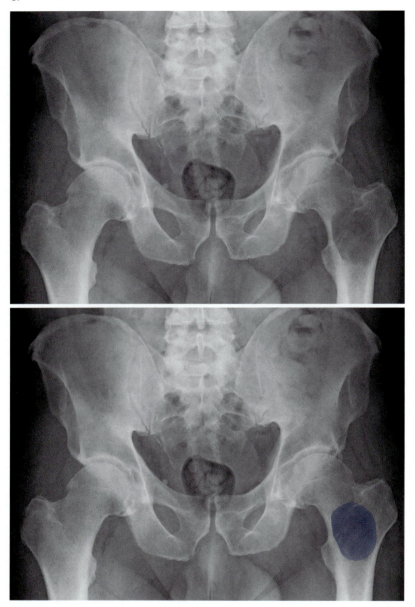

図 4.10　60 歳男性，形質細胞腫　溶骨型腫瘍が左大腿骨の近位部の骨髄内中央に存在している．腫瘍は悪性病変であるが，腫瘍と正常骨との境界は明瞭である．ただし，比較的緩徐な成長を反映する骨皮質の膨張性発育は認めない．

単純 X 線写真の特徴

形質細胞腫は典型的には純粋な溶骨性変化を示す．腫瘍は膨張性の発育を示し，骨皮質の菲薄化を形成する (図 4.10)．骨皮質の変化の範囲が狭いため，比較的ゆっくりした成長速度を示している．鑑別疾患は膨張性の発育を示す転移で，特に甲状腺，乳腺，もしくは腎癌由来が挙げられる．

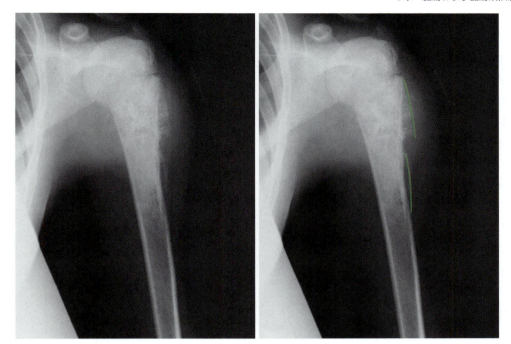

図4.11　13歳小児，上腕骨近位の骨肉腫　病変は髄腔内に存在し，正常骨との境界は不明瞭である．典型的な悪性病変であり，浸潤性発育の特徴を示す．骨皮質の不均一な部分的な骨破壊と，不完全な骨膜反応を認める（緑色）．腫瘍は造骨型と溶骨型の混合を示す．

骨肉腫 osteosarcoma

骨肉腫は悪性の骨を生成する細胞によって特徴付けられる腫瘍であり，結果として単純X線写真で腫瘍の中に組織化されていない石灰化が認められる．

典型的には，患者は痛みと腫脹を自覚する．ときどき症状の原因検索のために撮影された単純写真で外傷と同時にみつかることもある．一部の患者では腫瘍による病的骨折が認められる．

発症のピークは10〜15歳である．高齢者においては，放射線治療の既往もしくはパジェット病があるときに骨肉腫が発症することがある．

長管骨の骨幹端に好発し，70％は膝関節に発生する．その他の部位としては上腕骨近位骨幹端である．

単純X線写真の特徴

骨肉腫は単純X線写真で通常進行した状態を呈する（図4.11）．典型的に腫瘍は骨幹端に発生し，中心性発育を示すが，骨皮質を通り抜けて広がり軟部組織に沿って腫瘍を形成する．腫瘍は骨皮質を超えて認められ，軟部組織の脂肪組織を外側に偏位させたり，腫瘍の内部に石灰化を形成したりする．長幹骨の長軸に沿った層状の骨膜反応のほか，Codman三角を含む"sunburst"状の活動性の高い骨膜反応を示す．腫瘍と普通の骨との境界はあいまいである．腫瘍の形はどれだけ骨を形成しているかによる．

造骨型のことも溶骨型のこともあるが，たいていは両方の性質を持つ．

軟骨肉腫 chondrosarcoma

軟骨肉腫は軟骨細胞の悪性化した腫瘍である．軟骨肉腫は2つのグループに分類され，1つは骨髄腔内に孤発する（突然発生する）グループであり，約90％を占める．もう1つのグループは良性の軟骨系腫瘍からの悪性転化を示すものであり，骨軟骨腫（外骨腫）もしくは内軟骨腫（後述）のどちらかから発生する．この理由ゆえに，腫瘍の成長があるときや痛みの増強があるときは，成人のいかなる軟骨系腫瘍であっても肉腫の可能性を示唆し，迅速な評価が必要になる．

　孤発例の軟骨肉腫は好発年齢が50代と，発症年齢が高い傾向がある．軟骨肉腫の病勢や単純X線写真の所見は腫瘍が高分化なのか低分化なのかに依存するが，最も典型的な腫瘍の場合ではゆっくり発育していくことが多い．このため，患者は潜行的な痛みの既往が，振り返ると何か月，もしくは何年という期間で存在することがある．軟骨肉腫の好発部位は軸骨格であり，特に骨盤，大腿骨近位，上腕骨近位である．

単純X線写真の特徴

最もよくみられる所見として，髄腔内に中心性に発育する大きな透亮像で，正常骨との境界が狭いことが挙げられる（図4.12）．軟骨基質の石灰化があり，典型的には“ポップコーン”状の石灰化を示す．しかし，常にこのような石灰化を呈しているわけではなく，無定形の石灰化や，石灰化のない透亮像のみの病変のこともある．骨皮質に沿った内骨膜の表面は，腫瘍の増大による圧迫から吸収されていく．この所見は“endosteal scalloping（骨皮質内側の侵食像）”とよばれ，腫瘍の形をかたどった分葉状を呈する．そうしている間に，骨膜の肥厚も起こっている．これは比較的平滑で，骨皮質の途絶を伴わない．骨の膨張性発育として発育が緩徐なことを反映している．ゆえに，骨皮質は膨隆を示し，bony expansionとよばれる．正常骨との境界の幅が広く，骨皮質の破壊や皮質周囲に軟部腫瘤の形成を伴うような活動性の高い所見はむしろまれで非典型的である．

　内軟骨腫の悪性転化の画像所見も同様で，上記と非常に類似している．悪性転化の初期の場合で，もし病変が大きくなっているのであれば（図4.12B），前回撮影した単純X線写真との比較が役立つ．外骨腫（骨軟骨腫）の場合では，軟骨帽が最初に厚くなっていく．軟骨帽は単純X線写真ではみえないが，MRIでは指摘可能である．もしも外骨腫の悪性転化が疑われたときは，MRIを施行すべきである．その後，骨軟骨腫の骨の部分において骨梁構造の破壊が起こってくる．

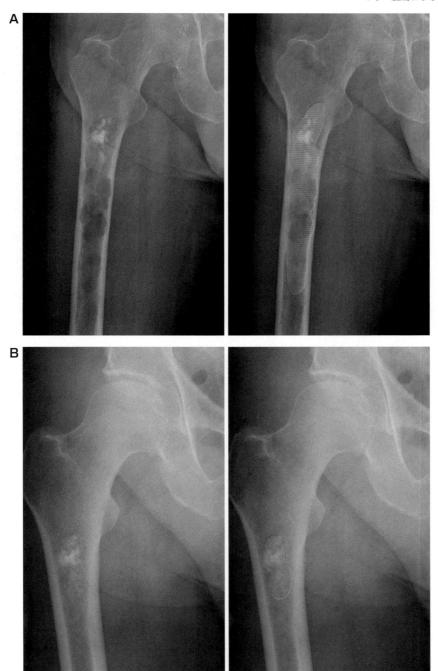

図 4.12　右大腿骨近位部の軟骨肉腫

A：68歳男性，潜行性に始まった大腿の痛みあり．単純X線写真では，軟骨の石灰化を伴った膨張性の腫瘍性病変を認める．腫瘍遠位に透亮像も認められる．骨皮質内側は浸食され，分葉状の腫瘍によって全体的な骨のびらんが発生している．単純X線写真の特徴は高度な浸潤性病変とはいえないが，腫瘍が大きいことや痛みがあることは重要な因子である．病理学的には低悪性度の軟骨肉腫であった．

B：同じ患者の5年前の単純X線写真．小さな病変が右大腿骨近位部の髄腔内に認められる．これは典型的な"ポップコーン"状であり，軟骨基質の石灰化がみられる（オレンジ色）．この単純X線写真の時は無症状であり，偶発的にみつかった内軟骨腫と診断されていた．

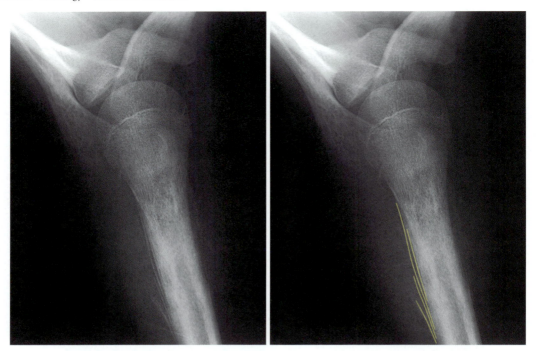

図 4.13　12 歳小児，上腕骨近位部に出現したユーイング肉腫　腫瘍は骨幹部の近位側中央に認められる．正常骨と腫瘍との境界は不明瞭であり，海綿骨の硬化性変化がある．"onion skin"状の骨膜反応が認められる．腫瘍の進行性の増大を示唆する所見である（黄色）．

ユーイング肉腫 Ewing's sarcoma

この腫瘍は骨髄内の神経外胚葉性の"round cell（円形細胞）"由来である．

大部分の患者は 5〜15 歳であり，40 歳以上の患者はほぼみられない．

臨床的には，元気のない子供で，腫瘍のあるところが腫れていて，しばしば激しい痛みを伴っている．発熱もしている．

好発部位は，大腿骨，脛骨，上腕骨，骨盤，肋骨である．

単純 X 線写真の特徴

腫瘍が骨に浸潤するため，部分的に溶骨性変化を認める（図 4.6A，図 4.13）．急速な発育のため，正常骨との境界は幅広い．骨肉腫や軟骨肉腫と違って，ユーイング肉腫は通常骨幹や，骨幹端と骨幹の両方に浸潤する．また，不相応に大きな軟部腫瘍をしばしば形成して骨の変形をもたらし，脂肪組織を圧排したり，同じレベルの皮膚の輪郭を引き延ばしたりする．

非常に活動性の高い骨膜反応が起こり，ユーイング肉腫に特徴的な"onion skin（たまねぎの皮）"パターンをみることができる．腫瘍が大きくなるにつれて，新しい骨の薄い層が作られ，段階的に連続した骨膜を持ち上げていく．

良性腫瘍 benign tumour

内軟骨腫 enchondroma

内軟骨腫は骨髄腔内に存在する良性の軟骨系腫瘍である．

この腫瘍は通常，手足の短管骨に発生する．

内軟骨腫は，患者がほかの理由で単純X線写真を撮影した時にたまたまみつかることがしばしばであるが，たいていは変形や病的骨折を経験しているため，患者が気付いていることが多い．

内軟骨腫は手足のほか，扁平骨（例：肋骨）や長管骨にも発生する．

単純X線写真の特徴

手足の内軟骨腫は小さく（1〜3 cm），境界明瞭な透亮像が中手骨や中足骨，指骨などの髄腔内中央に認められる（図4.5B）．ほかの部位に発生する内軟骨腫と異なり，軟骨基質の石灰化は少ないか認めない．中等度の骨の膨隆が一般的に認められるが，骨皮質内部の菲薄化が骨皮質を脆弱化させ，骨折を引き起こす．

どこの内軟骨腫も同じような特徴を認めるが，ポップコーンに類似した石灰化は通常存在しており，骨皮質の菲薄化はより少ない（図4.3）．

境界明瞭な楕円形の辺縁で，正常骨との境界幅は狭く，骨皮質の破壊や骨膜反応はみられない．

悪性転化の可能性があるため，手足の内軟骨腫は良性か悪性かはっきりさせることは難しい．悪性化した病変は痛みを伴い，大きく（5 cm以上），患者は20歳以上，そして多発性である（Ollier病やMaffucci症候群などが原因になる）．

外骨腫（骨軟骨腫）exostosis（osteochondroma）

外骨腫は，軟骨帽を持った骨が伸びでたものである．外骨腫には，軸（茎）のあるものと，平らな形状（"sessile"）を持つものとがある．外骨腫は骨格の過剰物として，他の骨が成長する時と同じ時期に大きくなる性質がある．その後，骨の成長が止まるときには同じように発育が止まる．患者はしばしば10代で固いこぶを触れるようになる．これはちょうど正常の骨成長のスパートが起こる時期に一致する．ときどき外骨腫が機械的な刺激による症状を引き起こす．例えば腱を牽引する，神経を圧迫する，などである．

単純X線写真の特徴

外骨腫の典型的な発生部位は，長幹骨の骨幹端である．特に膝関節周囲や肩関節に多い．正常の骨皮質は骨軟骨腫にまで連続して続く．骨髄腔も同様である（図4.14）．

軟骨帽は単純X線写真ではみえないが，MRIでは明瞭に指摘できる．滅多に起こることではないが，痛みや腫れが増大してきたら，悪性転化の評価にMRIが有用である．軟骨帽が1 cm以下の厚みであれば，病変は良性である．しかし，もし軟骨帽が3 cm以上の厚みであったら，高率に悪性である．悪性転化は孤発例の外骨腫の約1%といわれている．

類骨骨腫 osteoid osteoma

この腫瘍は小さいが，それに見合わず痛みを伴う骨腫瘍である．典型的な症例では腫瘍は類骨で構成された約5〜10 mmの結節で，豊富な血流と髄鞘のない神経線維成分を持ち，浮腫を反応性に増殖した骨に沿って伴う．

典型的な患者は子供や若年成人で，絶え間ない痛みを主訴として持ち，しばしば睡眠障害が引き起こされている．75%の患者は6〜30歳の間で，年齢の中央値は18歳である．好発部位は大腿骨近位部，脛骨，足部である．

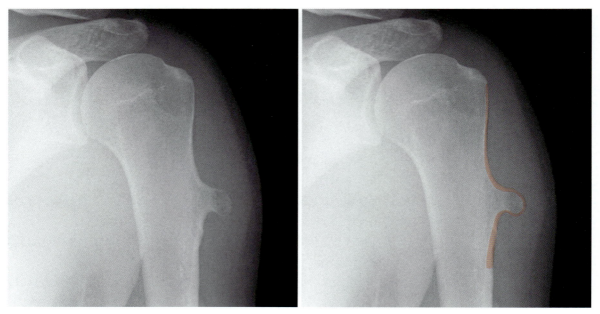

図 4.14　上腕骨近位部の外側の骨軟骨腫　鍵となる特徴は，外骨腫の骨皮質が正常の骨と連続していることである（オレンジ色）．骨髄も連続している．

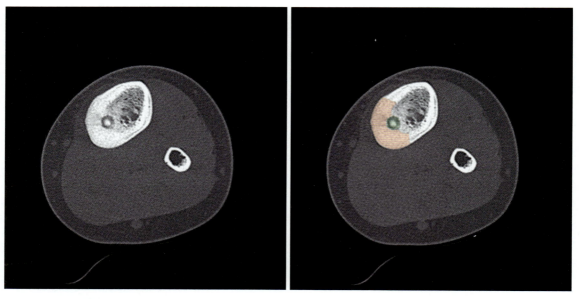

図 4.15　脛骨中央部分に発生した類骨骨腫の CT　腫瘍（緑色）は，中央に小さな石灰化を伴った軟部濃度として認められる．腫瘍そのものは小さいが，周囲皮質の強い肥厚を認める（オレンジ色）．

単純 X 線写真の特徴

類骨骨腫は骨皮質内に存在しており，単純 X 線写真では限局性の平滑な骨皮質の肥厚が主な特徴的所見として認められる（図 4.6B）．小さく楕円形の透亮像としての腫瘍はこの領域内に存在しているが，骨形成で濃度が高くなっているため，単純 X 線写真では類骨骨腫はしばしば不明瞭となる．しかし，CT では類骨骨腫は明瞭に認められる（図 4.15）．腫瘍そのものはしばしば"ナイダス（nidus）"とよばれる．ナイダスは部分的に石灰化を伴っていることがあり，しばしば偏心性に骨硬化している領域内に存在している．MRI では，こ

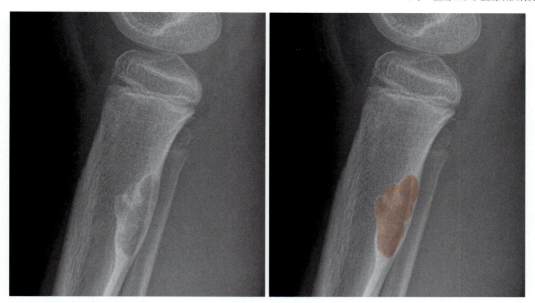

図4.16 線維性骨皮質欠損(赤色) 13歳小児,膝の外傷で撮影した単純X線写真で偶然みつかった.境界明瞭で骨皮質内を膨張性に発育する透亮像が認められる.骨外より髄腔内への進展傾向を示す.

の病変の特徴である骨髄浮腫を示す.

腫瘍類似病変 tumour-like lesion

線維性骨皮質欠損 fibrous cortical defect
名前が示唆するように,この病変は線維や線維芽細胞組織(破骨細胞に沿って存在している)で構成されており,骨皮質に位置している.大きさは3cm未満の傾向がある.小児や思春期の下肢に比較的よくみられる病変であり,他の理由で単純X線写真を撮影したとき偶然みつかる.若年成人では正常の骨が病変に取って代わるため,20歳以降ではこの病変はみられなくなる.症状がまったくないため,正常変異とみなされている.

単純X線写真の特徴
90%は下肢に発生する.ほとんどが脛骨と大腿骨に認められる.線維性骨皮質欠損は骨幹端に認められるが,正常骨の成長に合わせ骨幹に及ぶこともある.特徴的な単純X線写真所見は,病変が骨皮質の中央に存在していることである.病変部は骨髄腔内に向かって膨張性の発育をする.骨皮質の髄腔側は厚くなるが,外側はより菲薄化する.病変は境界明瞭である(正常骨との境界が短い).より大きな病変では"soap bubble(シャボン玉状)"を示し,時々病的骨折を起こす(図4.16).

単純性骨嚢胞 simple bone cyst
単純性骨嚢胞の病因はあきらかではない.この病変は上皮性細胞で裏打ちされた薄い線維性被膜で構成されており,内部に液体貯留を認める.通常は単房性である.典型的な例では,患者は4~10歳の子供である.この病変による病的骨折が発見のきっかけになることが多い.それ以外はたいてい無症状である.80%は大腿骨近位部もしくは上腕骨近位部に発生する.

128　PART 2　Pathology：骨軟部疾患の画像所見

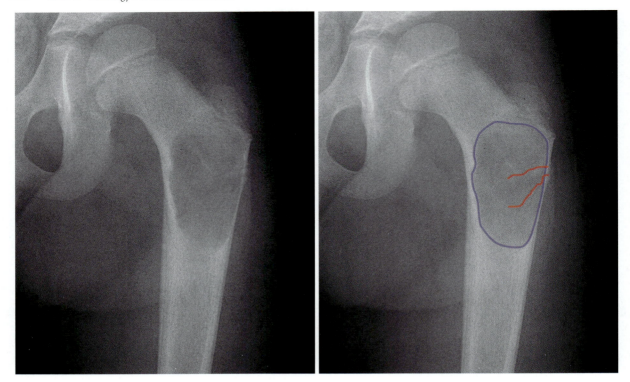

図4.17　9歳小児，大腿骨近位部の単純性骨嚢胞（紫色）　外傷後の急性疼痛として発症．病変は髄腔内の中央に存在し，この部分（赤ライン）に病的骨折をしばしば起こす．この病変の画像所見は図4.10とほとんど同一である．しかし，形質細胞腫は小児には発症しないことと，単純性骨嚢胞は成人にはみられない．診断する際に関連情報がどのくらい必要となるのかを強調する所見である．

単純X線写真の特徴

髄腔内の中心に存在する透亮像で，薄い骨硬化縁を伴う．骨硬化縁はしばしば不完全である（図4.17）．

　発生部位は最初は骨幹端であるが，成長とともに骨幹部に及んでくる傾向がある．骨皮質の菲薄化や中等度の骨の膨張性発育があるが，骨折が引き起こされるまで骨膜反応はみられない．骨膜反応は骨折の治癒のために発生する．

感　染

骨髄炎は腫瘍に類似している．骨髄炎は5〜15歳の年齢に頻繁に認められる．多くの原発性骨腫瘍と同様，感染巣は骨幹端に始まり，活動性の高い骨膜反応を伴った辺縁不整な骨破壊を引き起こす（これは後の6章で概説する）．あるいは，Brodie膿瘍として知られる独立した骨髄内膿瘍へと発展する．単純X線写真上，これは限局性で境界明瞭な骨透亮像を示し，さまざまな厚みの骨硬化縁を持つ（図6.4参照）．

5章　代謝性骨疾患

代謝性骨疾患は比較的よくみられる病態といってよい．骨粗鬆症，ビタミンD不足による骨軟化症，慢性腎障害による骨ミネラル代謝異常（chronic kidney disease metabolic bone disorder：CKD-MBD），原発性副甲状腺機能亢進症などが挙げられる．まれな疾患としては，ヘモクロマトーシス，性染色体異常（伴性遺伝）による低リン酸血症性くる病といった遺伝性疾患がある．

　これらの患者は些細な外傷に伴う骨折を症状に来院し，通常の血液生化学検査もしくはDEXA/DXA（dual-energy X-ray absorptiometry），または特徴的な単純X線写真で診断できる．

骨粗鬆症 osteoporosis

骨粗鬆症は骨密度と骨の濃度が失われる全身性の疾患であり，骨の強さが失われ，骨のもろさや脆弱性骨折のリスクが増加する．頻度の高い骨折部位は，橈骨遠位端，上腕骨頸部，大腿骨頸部，椎体，恥骨枝，仙骨翼である．閉経後の女性に初発することが最も多いが，いかなる年齢でも性別でも，さまざまな医学上の問題や服薬などによって発生し得る．

　疾患による負担と費用は大きい．例えば，英国では200万人以上の女性が骨粗鬆症患者であり，毎年18万人が骨粗鬆症に伴う骨折を起こし，それにかかる年間の治療費は18億ポンドに及ぶ．

　骨粗鬆症のリスク評価は重要であり，骨折を予防する適切な行動が必要である．しかし，これは難しい．というのは，骨折のない骨粗鬆症は無症状だからである．加えて，一度骨折した患者はさらなる骨折の危険性も高い．それゆえリスクファクター（加齢，女性，早期閉経，喫煙，飲酒，家族歴）を評価し，二次性の骨粗鬆症を発症させる疾患〔例：慢性腎障害（CKD），甲状腺機能亢進症，ステロイド治療など〕を除外し，なおかつDEXAを用いて骨密度計測（BMD）を行うことが重要である．単純X線写真で確実に診断できる前にすでに骨密度は少なくとも30%くらい減少している．

　2008年，National Osteoporosis Guideline Group（NOGG）によって，骨折リスクの評価とマネージメントのためのガイドラインがアップデートされた．これ以来，さらなるマネージメント勧告（例：DEXAを用いたBMDの計測や，治療開始など）は，10年以内の骨折確率の計算に基づくべきとされるようになった．Fracture Risk Assessment Tool（FRAX，www.shef.ac.uk/FRAX）はこの目的のために有効なものとなっており，独立した臨床的リスクファクター（例：股関節の骨折の家族歴，1日4単位以上の飲酒，関節リウマチ）を含むデータを使っている．これに，10年の間に骨粗鬆症に伴う骨折が起こる可能性を計測するために大腿骨頸部のBMDを計測する場合もある．

　骨粗鬆症の治療には，生活習慣の改善（定期的な荷重のかかる運動，禁煙，飲酒の制限）が含まれる．十分なカルシウムとビタミンDの摂取も大切である．薬物投与の適応は，骨折が10年以内に発生するリスクが高いと計算された場合であり，大部分の患者にはNOGGの治療範囲内でビスフォスフォネート製剤（通常はアレンドロネート）を第一選択製剤として投与する．

単純X線写真の特徴

単純X線写真は，骨粗鬆症に合併する脆弱骨折の診断に重要である．単純X線写真で診断できる無症状の骨折は一般的にみられ，50〜70%の椎体骨折は臨床的症状を呈さない．80歳以上の30%の患者は椎体骨折を伴っている．仙骨骨折もしくは恥骨枝骨折の最初の単純X線写真は正常と評価されることが多く，核医学検査やMRI，CTといったほかのモダリティのほうがより鋭敏である(図2.9，図2.32AB，図2.35AB，図2.36AB，図2.38，図2.39AB 参照)．

骨軟化症 osteomalacia

特にビタミンD欠乏の結果による骨ミネラルの減少で，子供ではくる病，成人では骨軟化症が発症する．骨は脆弱化し，骨折や変形を合併しやすくなる．

　ビタミンD欠乏は通常，吸収不良，粗食(栄養不足)，不十分な日光への曝露などで起こる．CKD，肝疾患，ビタミンD抵抗性症候群なども原因になる．

　臨床的なくる病は，骨痛，骨折，近位筋の筋障害で，変形もありうる(例：X脚，O脚，外反膝など)．

　血液検査で典型的にはビタミンD低下，低カルシウム，低リン酸，高ALP，高PTHを示す．治療は栄養素補充としてビタミンDを摂取することであり，しばしばカルシウムも同時に摂取する．

単純X線写真の特徴

単純X線写真では，脱灰と骨皮質の欠損，脆弱性骨折(図5.1)，変形，Looser's zoneとよばれる偽骨折(横走する透亮像で骨折様にみえるが，骨の転位がない)などが，大腿骨近位内側(図5.2)，肩甲骨の外側，恥骨枝にみられる．

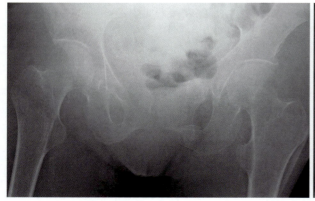 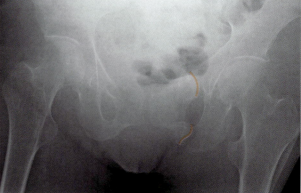

図5.1 骨軟化症と脆弱性骨折が左上下恥骨枝(オレンジ色)に認められる．骨皮質の菲薄化も伴っている．

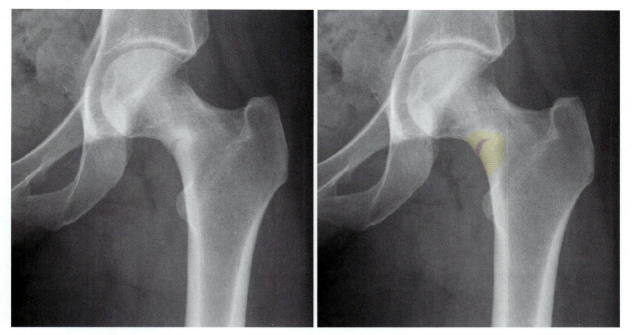

図 5.2 左大腿骨頸部(紫色)内側に斜めに走行する線状の透亮像を認める．骨硬化性変化(黄色)が周囲に存在している．Looser's zone である．

副甲状腺機能亢進症 hyperparathyroidism

この病態は，副甲状腺ホルモンの過剰によって引き起こされる．原因としては，副甲状腺での産生・分泌過多(例えば副甲状腺腺腫，過形成，原発性副甲状腺癌)，ビタミンDや二次性の慢性腎障害などが原因の低カルシウムに対しての反応性変化などが挙げられる．

しばしば患者はカルシウムが上昇しても無症状であり，血液検査で偶然指摘される．患者は高カルシウム血症による非特異的な自覚症状や症状を持つこともある．例を挙げると，腎結石，骨痛，筋痛，骨粗鬆症，悪心・嘔吐，腹痛，便秘，多尿，抑鬱などである("石，骨，お腹のうめき・精神的なうめき")．

高 PTH は骨に有害な影響を与える．PTH によって破骨細胞の活動が刺激され，骨吸収が加速される．極端なケースでは骨が線維に置換され，"brown tumour"とよばれる透亮像を骨に形成することになる．病理学的に brown tumour は数多くの巨細胞が出現することが特徴とされ，多発したり，びまん性に存在することもある．巨細胞の周囲には，単核で円形ないし紡錘状の間質細胞が認められる．骨膜下骨吸収はさまざまな部位に認められ，特に指骨に多い．骨の脱灰によって骨の脆弱化が起こり，骨粗鬆症や骨折，骨痛，骨の変形などのリスクが高まる．治療は原因に応じて行うが，副甲状腺や副甲状腺腺腫の外科的切除も考慮される．

単純 X 線写真の特徴

単純 X 線写真では，軟骨石灰化症，骨減少症，brown tumour，骨吸収像を認める．骨吸収は指骨が特徴的で，骨膜下骨吸収が中節骨の橈骨側に認められる(図 5.3, 図 5.4)．

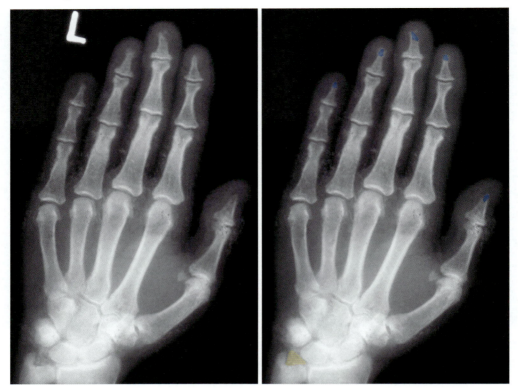

図 5.3　副甲状腺機能亢進症　軟骨の石灰化が左手関節（黄色）の三角靱帯に認められる．また，末節骨の先端の骨吸収像を認める（acro-osteolysis：先端骨溶解症）（青色）．

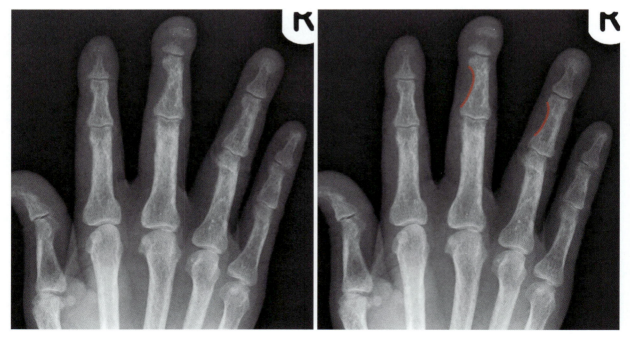

図 5.4　副甲状腺機能亢進症　骨膜下骨吸収（オレンジ色）が，中指と環指の中節骨の橈側に認められる．示指と中指の末節骨の骨吸収も認める．

慢性腎障害による骨ミネラル代謝異常
chronic kidney disease metabolic bone disorder(CKD-MBD)

CKD-MBD(腎性骨異栄養症ともよばれている)は，CKD stage 4 か 5 の患者に発症する．リン酸と副甲状腺ホルモン(PTH)の上昇が発生した後に CKD-MBD に至る．このとき，カルシウムのレベルは下がっているときと正常のときとがある．

病因：4つのメカニズムがある：低カルシウム血症，二次性や三次性の副甲状腺機能亢進症による骨のターンオーバーの増加，アシドーシス，低タンパク状態．

臨床的には，骨折のリスクが高くなる(DEXA で BMD は正常もしくは低下している)．低カルシウム，高リン酸血症であり，ALP と PTH ホルモンが上昇している．

NOTE：CKD-MBD と骨粗鬆症を区別するのはなかなか難しい．どちらも軽微な外力で骨折を起こしやすく，DEXA で BMD は低下している．

マネージメント(管理対策)：CKD-MBD における 2 つの主たる治療方針とその目標は，以下の通りである．

1. 食事規制とリン酸吸着剤の使用により，適正なリン酸バランスを達成する．
2. 二次性，三次性の副甲状腺機能亢進症の予防：前駆体である 25-水酸化ビタミン D(25(OH)D)から活性型 1,25 ジヒドロキシビタミン D への転換障害であり，腎臓の 1-α 水酸化酵素の活性低下を反映している．これはアルファカルシドールやカルシトリオールのような活性型ビタミン D3 製剤の使用につながる．使用にあたってはカルシウム濃度に対して慎重に用量設定する必要がある．

NOTE：もし骨粗鬆症の治療のためにビスフォスフォネート製剤を使用するなら，CKD での薬剤の蓄積を考慮する．そのため，常に用心する必要がある．

単純 X 線写真の特徴

単純 X 線写真では，代謝性疾患に伴う異常や CKD の合併症などでさまざまな所見が認められる(例：低ビタミン D，副甲状腺機能亢進症など．これらの存在は単純 X 線写真の所見のみで診断を下すのを難しくさせる)．多種多様な所見は，CKD の病期や程度(ひどさ)，期間などに依存する(図 5.5)．局所的な骨の萎縮は，より全身的な脱灰(ミネラル減少)もしくは脆弱性骨折や Looser's zone などの早期のサインになる(図 5.2)．骨膜下骨吸収は，指骨における特徴的な所見である．brown tumour は全身骨どこにでもみられる．骨硬化性変化も起こることがあり，例えば脊椎の終板に沿った石灰化では特徴的な rugger jersey とよばれるストライプ状の骨硬化像を認める．軟部組織のサインでは，手関節や膝関節の線維軟骨の石灰化(軟骨石灰化症)や，より末梢の軟部組織の石灰化などが認められる(図 5.6)．

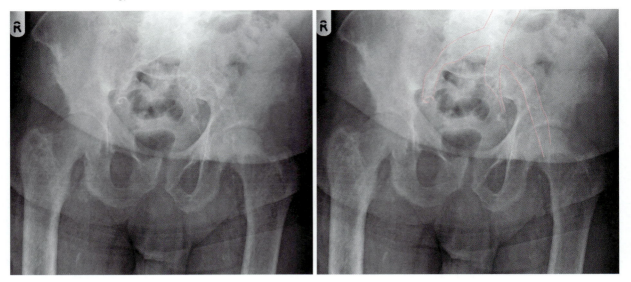

図 5.5 CKD-MBD CKD による透析患者である．すべての領域の骨は粗造で，境界が不明瞭な骨梁構造がびまん性に認められる（正常の骨盤単純 X 線写真と比較するとよい）．すべての骨に認められることを考えると，全身的な代謝性骨疾患が示唆される．骨盤腔内の腸骨レベルにある血管内に広がっている石灰化にも注意する（ピンク色）．

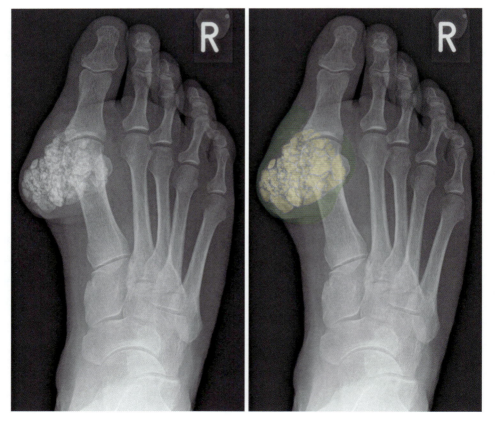

図 5.6 CKD-MBD 右足に腎性腫瘍性石灰沈着が認められる．カルシウムとリンの沈着はゆっくりと進行し（黄色），CKD による透析患者の母趾 MTP 関節の皮下の軟部組織の腫脹を引き起こしている（緑色）．

ヘモクロマトーシス haemochromatosis

鉄代謝の遺伝性疾患であり，骨や関節，肝臓，膵臓，心臓といった部位に鉄の沈着を起こす．そのダメージの結果として，臓器の機能不全が発生する．ヘモクロマトーシスの確定診断はしばしば中年期まで遅れる．これは，鉄の沈着が非常に緩徐な進行であり，はじめは非特異的な自覚症状のみだからである．患者は最初に関節症状を自覚し，特徴的な単純X線写真の所見が診断を導いていく．骨軟部領域の所見としては慢性進行性の関節痛や関節のこわばりであり，通常炎症を疑う臨床症状は認めない．手のPIP関節やMCP関節(特に第2,3MCP関節)は侵されやすいが，手指より大きなほかの関節(手関節，膝関節，股関節，肩関節，足部など)にも発生する．関節障害は通常左右対称性であり，多関節に及ぶ．

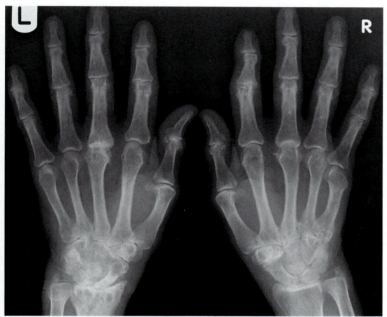
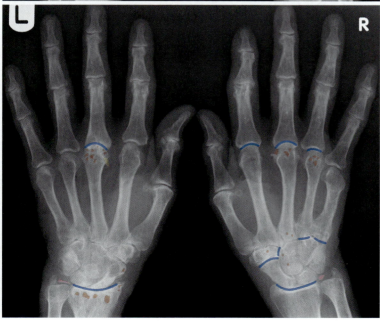

図5.7 手と手関節のヘモクロマトーシス性多関節症 示指と中指と手根骨に炎症が認められる．特に両側中指のMCP関節(青色)に高度な関節裂隙の狭小化が認められ，その他軟骨下囊胞(オレンジ色)(特に左)，くちばし状の骨棘形成(黄色)などがみられる．同様の変化は，手根骨や両側の示指・中指のPIP関節に認められる．軟骨の石灰化は手関節にある三角靱帯にも認められた(ピンク色)．DIP関節や母指CMC関節は，通常OAで障害を受けることが多いことを認識せよ．

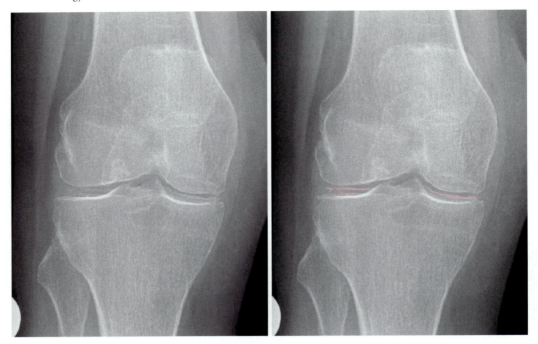

図 5.8　右膝関節の軟骨の石灰化を伴ったヘモクロマトーシス

　ヘモクロマトーシスによる関節症の治療は症状に応じて鎮痛薬や NSAIDs の服用，関節内にステロイド注入を行う．関節破壊が進行し変形性関節症(OA)になっている場合では，静脈切開による過剰鉄除去の効果はない．

単純 X 線写真の特徴
軟骨石灰化症が線維軟骨に発生する．好発部位は手関節の三角靱帯，膝の半月板などである．ヘモクロマトーシスによる関節症は OA 変化に似ており，関節裂隙の狭小化や軟骨下囊胞の形成，骨棘形成などが発生する．骨棘形成ではより OA に類似している所見として"hook or beak-like"を呈する．しかし，侵されている関節の分布は，OA とは通常異なっている．関節裂隙の狭小化は左右非対称である．関節の変形や亜脱臼を伴う進行性の関節破壊が時間の経過とともに発生する．

> ■ **軟骨石灰化症**
> ● 軟骨石灰化症は線維軟骨または硝子軟骨，もしくはその両方の石灰化を示す．
> ● 典型的な発生部位は，膝，手の三角靱帯，恥骨結合である．
> ● CPPD，副甲状腺機能亢進症，ヘモクロマトーシスが一般的な原因疾患である．

6章 感染症

この章では，骨軟部感染症の中でも骨髄炎，化膿性関節炎，感染性椎間板炎について概説する．

感染経路

感染症は骨や関節に3つの経路で侵入してくる．

1. **血行性**：細菌は最初に骨髄腔内に留まり，炎症がここから外に広がっていく．もしほおっておけば，感染は骨皮質を通って広がり，骨膜下や軟部組織に沿って広がっていく．血行性感染は子供の骨髄炎において最も高頻度な感染経路である．長管骨が通常侵される．骨髄炎はしばしば骨幹端から始まり，近隣の関節に波及していく．
2. **周囲の軟部組織の感染巣から骨への直接波及**：糖尿病患者の足潰瘍や，寝たきり患者の褥瘡などが挙げられる．
3. **直接感染**：骨関節への外傷，外科手術，関節内注入後など．

原因菌（起炎菌）

グラム陽性菌は骨関節の感染症の大部分を占める．特に黄色ブドウ球菌が典型的である．β溶血性レンサ球菌も，特に新生児への感染が認められる．嫌気性菌は糖尿病足の感染で認められる．シュードモナスは薬物中毒患者によくみられる．淋菌は若年成人の化膿性関節炎の原因になる．

骨髄炎 osteomyelitis

臨床症状
骨髄炎の患者は通常，感染部位の増強する痛みを呈する．痛みは荷重がかかると増悪し，休息で改善しない．時間の経過とともに熱感，腫脹や圧痛が発生し，患者は全身の不調を自覚するようになる．典型的には発熱，赤血球沈降速度(erythrocyte sedimentation rate：ESR)，C反応性タンパク質(C reactive protein：CRP)，白血球の上昇を認める．

単純X線写真の特徴
単純X線写真は症状が出現してから3週間ほどはほぼ正常である．骨髄炎のケースでは血行性に炎症が骨に波及し，最初の異常所見は骨濃度のはっきりしない減少がしばしば認められる．骨髄腔内の病的な溶骨性領域で骨破壊が起こり，正常骨と異常骨との境界は広く，不明瞭である．骨皮質の破壊領域は以下の通りである(図6.1)．その際，骨膜反応が炎症の過程として出現してくる．これは周囲の軟部組織に広がっていく(図6.2)．新しい骨膜反応によってできた骨は不完全であり，炎症が治療されていない場合では進行性の悪性腫瘍を疑うような"アグレッシブ"な所見にみえる．子供では骨膜が骨皮質にしっかりとくっついていないため，骨膜下膿瘍に発展しやすい．

　解剖学的な部位にもよるが，軟部組織に沿った腫脹が単純X線写真で認められる．浮腫と皮膚の腫脹が外側へ向かって張り出し，脂肪組織の辺縁を消してしまう．もしも骨感染症が周囲組織の炎症からの波及である場合，骨の変化はもちろん外側から内側に向かっていく．骨膜炎と骨皮質の破壊は最初に起こり，その後遅れて髄腔内に骨透亮像が認められるようになる(図6.3)．

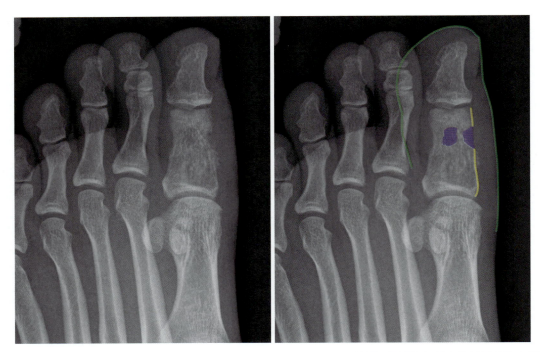

図6.1　母趾基節骨の骨髄炎（早期）　骨髄炎としての所見はわずかである．境界の不明瞭な透亮像が骨髄腔内(紫色)と，それに沿った皮質に認められる(正常な皮質は黄色で示してある)．母趾の軟部組織はびまん性に腫脹している(緑色)．

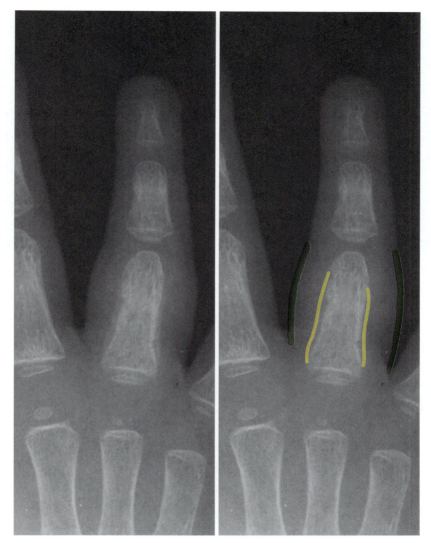

図 6.2　小児の手指基節骨の血行性骨髄炎　感染経路は骨皮質に広がっていき，結果としてほかの正常の基節骨と比較すると不明瞭な状態になっている．基節骨に沿って骨膜反応を認める（黄色）．軟部組織の腫脹も著明である（緑色）．

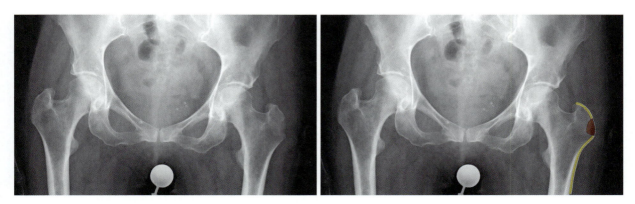

図 6.3　大腿近位部外側潰瘍病変の直接波及が原因の大転子部骨髄炎　皮質およびその下の海綿骨（オレンジ色）の限局性の骨破壊像を認める（正常な皮質は黄色で示してある）．これらの異常を反対側の右側の大転子と比較するとよい．

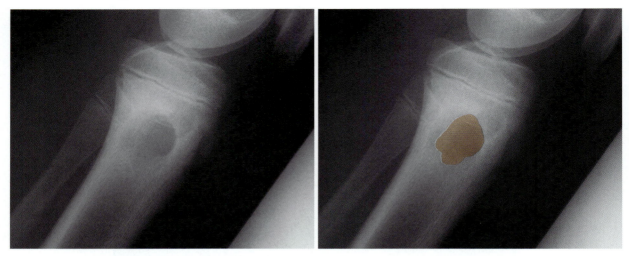

図 6.4 小児の脛骨近位部の単純 X 線写真側面像 骨幹端の Brodie 膿瘍である．Brodie 膿瘍の辺縁は典型的には明瞭で，骨硬化縁を持つ．しかしその辺縁には海綿骨も混ざっている．

　骨髄炎の治療が不完全な場合，Brodie 膿瘍とよばれる慢性的な骨の炎症性変化に至る．これはしばしば長幹骨の骨幹端に認められる(図 6.4)．

　慢性骨髄炎の他の変化としてはびまん性の骨構造の粗造化があり，骨皮質や骨梁の肥厚が認められる．骨は慢性的な骨膜反応によって全体的に膨張しているようにみえる(図 6.5)．

　骨髄炎の評価においては，MRI は単純 X 線写真より勝る．単純 X 線写真と比べ MRI のほうがより早期の段階で骨髄の炎症性変化を示すことが可能である．さらに，MRI は骨内や軟部組織に広がった膿瘍の評価にも優れる．解剖に沿って形成されるいかなる貯留物であっても，骨との関係を調べることができる．これによってドレナージの適応かどうか，適切なアプローチの計画が可能になる(図 6.6)．

　骨髄炎は，感染領域に血流の失われた骨片(腐骨)を残存させていくこともある．これは異物と同じで，感染の除去を妨害する．MRI もしくは単純 X 線写真で腐骨を指摘することが可能であり，正常の骨より濃度の高い骨片として同定できる．しかし CT は石灰化した異常所見をさらに鋭敏にとらえ，外科的切除の計画のために使用されることもある．

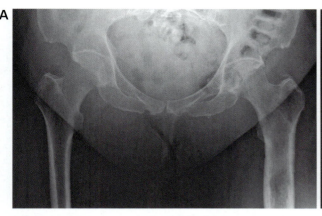
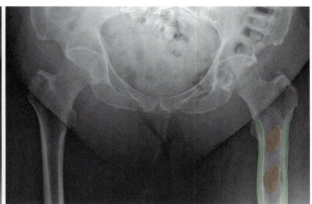

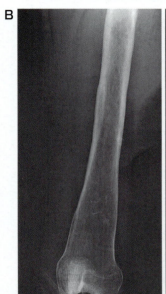
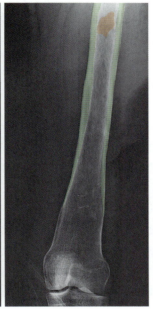

図 6.5　左大腿骨の再発骨髄炎の既往がある患者　長期の病悩歴があり，最近症状の悪化が認められる．元々の慢性骨髄炎の変化として，骨の膨張性変化および骨濃度の上昇が認められる．長期にわたる骨膜反応（緑色）の結果である．右と左の大腿骨を比較するとよい（**A**）．骨髄腔内に透亮像が認められる（オレンジ色）．感染の再燃のためと思われる．骨髄腔の骨梁はどこをみても粗造であり，異常である．

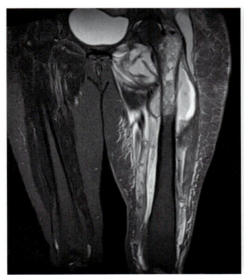
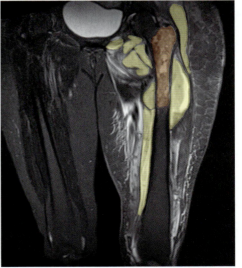

図 6.6　図 6.5 と同じ患者の大腿 MRI，STIR 像（脂肪抑制されている画像）　大腿骨近位骨幹部に高信号域（オレンジ色）が認められ，活動性の骨髄炎に一致する．炎症が軟部組織にまで広がり，骨の周囲に膿瘍を形成している（黄色）．

化膿性関節炎 septic arthritis

関節内の細菌感染症は，迅速な診断と治療を必要とする救急疾患である．その目的は関節面の破壊を可能な限り小さく抑え，変形性関節症を予防することである．早期の関節液吸引により（超音波検査や単純X線写真検査も必要に応じて追加する）関節液の顕微鏡観察や培養が可能になるため，化膿性関節炎が疑われたときは適切な抗菌薬を投与する前に常に施行すべきである．

臨床症状

化膿性関節炎では通常，急な熱感，腫脹と関節の圧痛を認める．症状は骨髄炎と似ており，それに加えて関節運動が痛みによって著しく制限される．気をつけなければならないのは，患者が免疫抑制状態である場合，症状は非特異的でわかりにくくなる．

単純 X 線写真の特徴

単純X線写真は，症状出現時はたいてい正常である．さらに化膿性関節炎の単純X線写真は，その他の原因による炎症性関節炎と鑑別がつかないこともある．

　最も初期の単純X線写真の変化は関節の腫脹である．これは膝関節や足関節など，単関節の炎症の場合はわかりやすい（**2 章の関節の腫脹の単純X線写真のサインを参照のこと**）．軟部組織腫脹が認められるかどうかは，その関節の部位による．関節周囲の骨密度低下は早期に出現し，炎症による血流増加を反映している．

　関節内に形成された膿瘍の内圧によって，初期に関節裂隙が広がることもある（肩関節などでたまにみられる）．単純X線写真で短い間隔で継続的にフォローすると，関節軟骨や軟骨に接した骨の破壊が急速に進行するにつれ，関節裂隙が急速になくなっていくのがわかる（図 6.7）．骨破壊は軟骨下領域や関節面の辺縁にも及び，構造を支持している軟部組織の喪失により最終的には亜脱臼していく．これらの破壊性変化は関節内で発生し，関節の外へ向かって広がっていくため，関節を構成する両方の骨に等しく発生する．対照的に，転移のように骨だけを侵す破壊性病変の場合では，骨の破壊は関節の片方だけに起こる傾向がある．

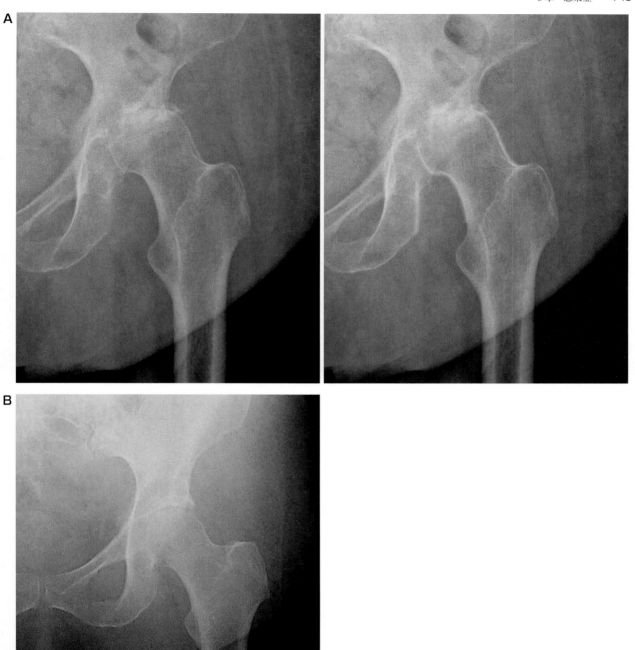

図 6.7 化膿性関節炎のため左股関節の高度な痛みを伴った患者の単純X線写真（**A**）．関節軟骨の破壊のため関節裂隙の狭小化があり，関節面の不整が始まってきている（黄色）．2年前の単純X線写真（**B**）と比較すると顕著である．2年前は関節面は保たれており，大腿骨頭は丸い形状を呈している．

感染性椎間板炎 infective discitis

"感染性椎間板炎"という用語は，椎間板とそれに沿った椎体の炎症を指している．細菌は通常，血液を介して椎体・椎間板へ波及していくが，最初に椎間板に及ぶ前に終板に着床する．頸部，胸部，腹部もしくは骨盤といった原発感染巣からの直接波及は一般的な原因ではなく，医原性や外傷などによる直接感染であることが多い．

> ### ■ 感染性椎間板炎のリスクファクター
> - 最近の脊椎の手術既往
> - 最近の泌尿器系の手術既往（男性患者）
> - どこかに感染巣がある場合
> - 免疫抑制状態
> - 糖尿病
> - 腎疾患

臨床症状

通常，発症は潜行性である．症状は機械的ではない痛みの発症であり，安静や薬物投与などでは改善しない背部痛を伴う．ときどき背部痛の訴えは驚くほど軽微で，画像も非特異的なこともある．そのため，臨床的な疑いを持つことは診断の遅れを避けることにつながるため重要である．ESR，CRP，白血球数は通常は上昇する．原因となる細菌検索は，適切な抗菌薬の選択を行ううえで必須である．血液培養により起炎菌の同定が可能であるため，感染の可能性のあるほかの部位の培養も行う．

　原因となる細菌が血液培養から分離できない場合や，どこが感染源かわからない場合では，顕微鏡的検索や培養のために椎間板や椎間板の近接組織の生検がしばしば必要になる．これはCTガイド下やX線をガイドとして行われる．

単純X線写真の特徴

椎体以外の骨関節の感染と同様に，単純X線写真はしばしば感染早期では正常所見を示す．感染2，3週間後で典型的な所見が出現してくる．椎間板炎になった椎間板の上下の終板は，炎症のない終板と比較して明瞭さを失ってくる．椎間板高は減少し，終板および椎体隣接領域の明瞭な破壊が起こる．ほおっておくと，さらなる骨溶解で椎体高が減弱し，亀背変形や側弯に発展する（図6.8）．頸椎領域の椎間板炎の場合，椎体周囲の軟部組織腫脹も発生する（頸椎では，咽頭や喉頭，気管といった構造物が前方にあるため指摘しやすい）．

　椎間板炎の単純X線写真は特徴的な所見を示すが，その所見が表れるまでには時間がかかることがあるため，早期に診断して治療することが肝要である．そのため，疑わしい時にはMRIが有用である．MRIは単純X線写真が正常であっても硬膜外や傍椎体膿瘍の描出に優れる．

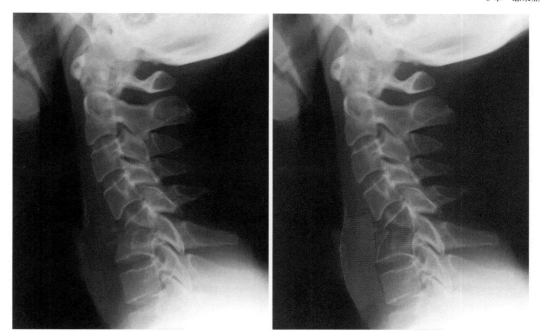

図 6.8 感染性椎間板炎 C5/6 椎間板「腔」の消失を認める．おのおのの椎体の終板は破壊されている．感染による骨溶解は椎体にも広がっている（残存している骨を青色で示す）．結果的に局所的な脊椎の亀背変形を認める．同じレベルに椎体周囲の軟部組織の腫脹を認める（オレンジ色）．

7章 非外傷性の小児病変

発育性股関節形成不全 developmental dysplasia of the hip（DDH）

"発育性股関節形成不全（developmental dysplasia of the hip：DDH）"という用語は，生後の関節の一時的なゆるみから，大腿骨頭の外後方脱臼を合併する浅い寛骨臼（寛骨臼の形成不全）まで，幅広い範囲の問題を含む．この病態にはさまざまな因子が絡んでいる．家族歴，羊水過少症，女性，骨盤位での出産が素因になる．概してDDHは，ほぼすべてのケースで出産後すぐから認められる．早期発見，早期治療すれば，95％は正常な股関節に成長する．そうでなければ，異常な関節の形状は不均一な荷重をもたらし続け，変形性関節症に至る．これを避けるために，生後，OrtolaniテストやBarlowテストなどを用いてすべての新生児の股関節の検査が施行される．最初のスクリーニング検査で異常がみつかった，もしくはほかのリスクファクターがみつかったら，次の検査として超音波検査が選択される．関節の大部分が骨化していないため，単純X線写真ではみることができない．超音波検査は骨化していない軟骨を観察でき，なおかつ股関節の動態も評価可能である．また，放射線を骨盤にあてることを避けることもできる．

　生後4〜6か月が経過すると骨化が進み，超音波検査での関節の描出が不明瞭になってくる．この月齢から，骨盤の単純X線写真正面像が超音波検査に代わって行われるようになる．超音波検査で異常を認められている症例の経過観察や，発見の遅れたDDHなどでは，単純X線写真が用いられる．

単純X線写真の特徴

主な目的は大腿骨頭と臼蓋との関係を調べることである．DDHでは大腿骨頭は上外側へ偏位する．両側股関節を比較して左右差を探すことは診断の手助けになるが，DDHの20％は両側性である．股関節の構造を評価するために，股関節の作るカーブ〔Shenton（シェントン）線〕をみつける．このラインは正常であれば，大腿骨頸部と恥骨上枝の下縁とで平滑なアーチを形成する（図7.1）．DDHの場合では平滑なラインは失われ（DDHが両側性でない限り），Shenton線は左右対称でなくなる．

　次は大腿骨の評価である．大腿骨頭の骨化中心は通常，生後6〜9か月でみえるようになってくる．大腿骨頭の骨化中心の出現はDDHではしばしば遅れるため，病変側の骨化中心は健側より小さいことが多い．大腿骨頭の位置は最も重要である．大腿骨頭の位置は2本の直線を描くことでチェックできる（図7.2A）．DDHでは臼蓋の角度が急峻である．正常では30°以下であるが，DDHでは角度が増加する（図7.2B）．

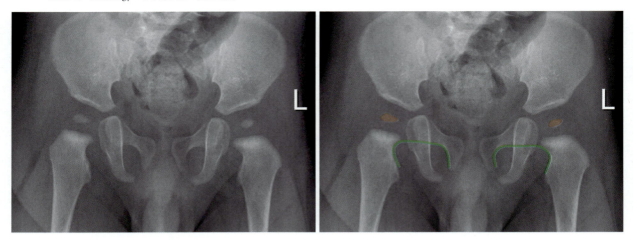

図 7.1　8 か月乳児の正常骨盤単純 X 線写真　おのおのの股関節で Shenton 線（緑色）を引くことができる．Shenton 線は恥骨上枝の下縁から大腿骨頸部の内側に引いていく．これらの形状は左右対称のアーチを作る．大腿骨頭部の骨化中心（オレンジ色）が認められる．通常同じくらいの大きさで，ともに臼蓋の近傍に存在している．

■ DDH の単純 X 線写真の評価
1. Shenton 線を引いて，股関節が左右対称である
2. 大腿骨頭の位置：Hilgenreiner 線と Perkin 線で評価（図 7.2）
3. 大腿骨頭の骨化中心をみる（左右差があるかどうか）
4. 臼蓋角をみる

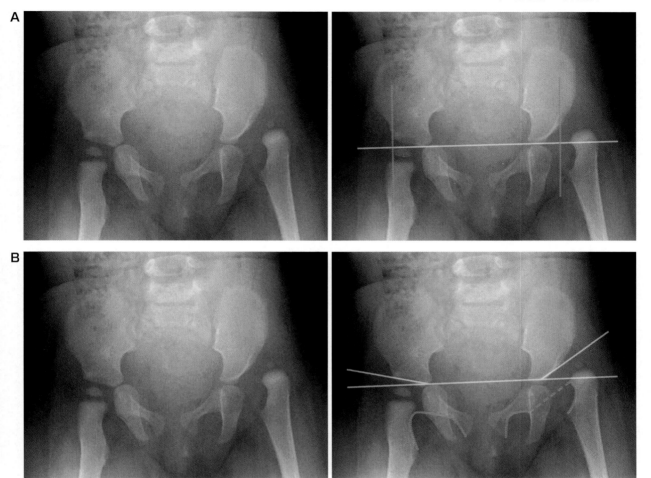

図 7.2　8 か月乳児，左の発育性股関節形成不全（DDH）

A：左大腿骨頭の骨化中心が右に比べて小さい（オレンジ色）．おのおのの大腿骨頭の位置を確認するために 2 本の線を引くとよい．1 本目は両側臼蓋の Y 軟骨を通って水平に引く（Hilgenreiner 線：白色）．2 本目は垂直に引く線であり，臼蓋の外側面に沿って書いていく（Perkin 線：緑色）．正常では（ここでは右大腿骨頭），骨頭はラインで区分けした格子の内側下方 1/4 の領域に存在する．左側の DDH である方は，大腿骨頭は上外側に位置している．

B：**A** と同じ写真である．臼蓋のラインと Y 軟骨を通り水平に引いたラインの角度をチェックすると，左側は約 40°あり，急峻である．右は正常である（30°以下）．右に比べ左の Shenton 線のカーブが平滑でないことにも注意．

ペルテス病 Perthes' disease

ペルテス病は，小児期の股関節痛と跛行を伴う疾患である．4〜10歳が好発年齢で，男児は女児の4倍の頻度である．

ペルテス病の原因は完全にはわかっていないが，大腿骨頭の血管損傷の結果として発症するといわれている．外傷が原因ではないため，ペルテス病の画像所見は外傷や脱臼後に合併する骨壊死とは異なる．

ペルテス病の治療は経過観察であり，必要になった場合のみ介入する．目的は大腿骨頭を臼蓋内に収め骨頭を保護し，二次性の変形性股関節症を予防するためである．

治療しなくても治る疾患ではあるけれども，何年かかけていくつかの病期を経過していく：大腿骨頭の骨端の血流途絶→萎縮・扁平化→分節化→再骨化→リモデリング．

> Georg Clemens Perthes(1869〜1927年)はドイツの外科医であり，診断と癌治療の両方において単純X線を用いた先駆者である．彼は1903年に深部X線治療を始め，皮膚癌と乳癌の放射線治療の創設者になった．Perthesが最初にこの疾患の単純X線写真を撮影し，1898年に彼の名前が疾患に付けられた．

単純X線写真の特徴

ペルテス病の超早期では，単純X線写真は正常にみえる．しかし大部分の子供では，症状が出現したときの単純X線写真で何らかの変化を認める．軟骨下骨のわずかな骨折線が，大腿骨頭の関節面に平行に走っていることがある．その後，大腿骨頭は濃度が高くなり，分節化していく．これらの骨頭の所見は虚血性骨壊死の最初のサインである．骨頭が扁平化した結果，部分的に萎縮しているようにもみえる(図7.3)．リモデリングされ治ってくると，通常は最終的には元通りの骨頭に戻るとされる．しかし，骨頭の萎縮が高度である場合，あるいは発症が9歳以降である場合では，骨のリモデリングが不完全になりやすく，成人になると二次性の変形性股関節症に発展してしまう．

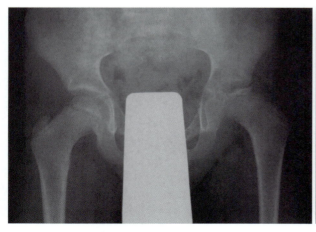 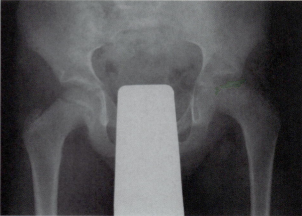

図7.3 ペルテス病（左股関節） 大腿骨頭は濃度が高くなっており，分節化している．さらに正常な右側と比べ平坦化してしまっている(緑色)．

足根骨癒合症 tarsal coalition

足根骨癒合症は，子供と若年成人の後足部痛の原因としてよくある疾患であるが，最初はなかなか認識されないことが多い．これは間葉系の発達異常であり，正常の関節の成長不全が発生する．代わりに，骨，線維組織や軟骨といった構造物が，関節同士を橋わたしする．関節可動域の欠損は癒合部位に異常な局所ストレスをかけることになり，痛みやこわばりの原因になる．

足根骨癒合症は人口の約 1% に発症する．2 つの代表的な部位があり，踵骨と舟状骨の癒合は 10 歳近辺で発症する．距骨と踵骨の癒合はより高い世代に認められる．癒合症は先天性の疾患であるが，生下時から何年も経過してから発症してくる．これはおそらく，骨化の進行や癒合部位のこわばりなどを反映している．

単純 X 線写真の特徴

踵舟状骨癒合症は，足部の標準的な斜位像（通常の足部単純 X 線写真 2 方向の 1 つ）で指摘可能である．踵骨の前方から舟状骨に沿って，骨が延長している所見が認められる．骨によって 2 つの骨が連続してつながっていれば，骨性癒合症である．軟部組織（線維か軟骨のどちらかである）による癒合症の場合では，癒合部分は狭く，骨の辺縁は骨硬化もしくは皮質の不整を伴う（図 7.4）．

距踵骨癒合症は載距突起での癒合であり，踵骨の内側面と距骨の上縁とが不整な癒合を形成する．この関節は，足関節単純 X 線写真の側面像が最もよく指摘できる．正常の場合，この 2 つの骨は離れており，これらの骨の表面は平滑で骨皮質に覆われている．骨性癒合症であれば，関節は骨によって占められている．足関節単純 X 線写真の側面像で，これは"C-sign"として認められる（図 7.5）．単純 X 線写真でクリアカットにみえないときは，CT もしくは MRI を撮像し，より細かな情報を獲得する．また，癒合症の診断もしくは除外も行う（図 7.6）．

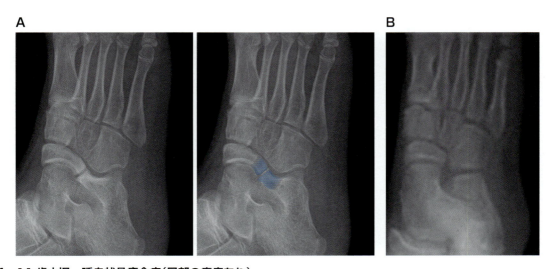

図 7.4　11 歳小児，踵舟状骨癒合症（足部の疼痛あり）
A：踵骨の前方と舟状骨が互いに延長し，関節面を形成しているようにみえる（青色）．この部分の骨は骨硬化性変化を呈している．足の通常の柔軟性に対して制限がかかり，これらにかかるストレスが増加するためとされる．
B：同じ年齢の小児の正常足の単純 X 線写真である．比較するとよい．

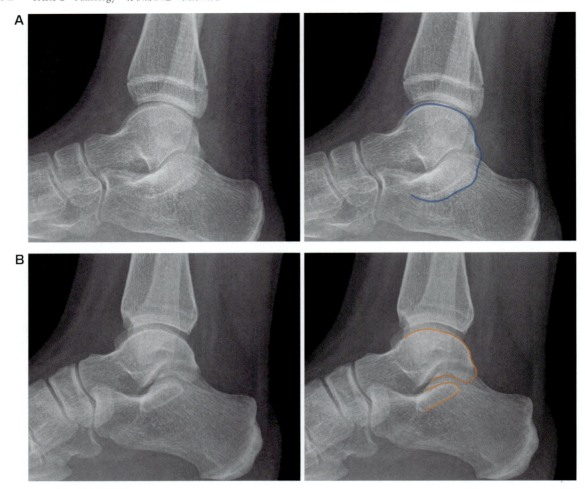

図 7.5　距踵関節癒合症
A：後足部痛のある 16 歳男性の足関節単純 X 線写真側面像　載距突起と距骨の間の後方関節面に明瞭な間隙が指摘できない．そのため，連続した C 型の形状を示している（青色）．
B：正常な距骨下関節（比較用）　距骨と載距突起の骨が区別されるのがわかる（オレンジ色）．載距突起の背側関節面と上部にある距骨との関節間隙が観察できる．

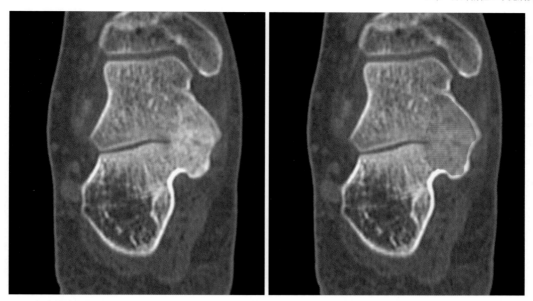

図 7.6 CT，MPR 冠状断像 後足部のレベルで異常な骨病変を認める（青色）．載距突起と距骨の間に存在している．

離断性骨軟骨炎 osteochondritis dissecans

離断性骨軟骨炎は，局所的な障害が関節軟骨とその下にある骨端領域に広がる疾患である．好発部位は，膝関節を構成する大腿骨内側顆の外側と，肘関節の上腕骨小頭である．

男性，女性ともに認められ，好発年齢は主に10〜20代である．離断性骨軟骨炎の原因はまだ完全にはわかっていないが，血流障害や反復する局所への外傷性変化が関与しているとされ，それらは体操などのスポーツが原因とされる．

単純X線写真の特徴

局所的な透亮像が骨端の軟骨下骨に認められる(図7.7)．不正な骨化と骨の分節化が起こる．症例によっては骨軟骨片が不安定な状態で存在し，関節内に関節遊離体となって分離していく．

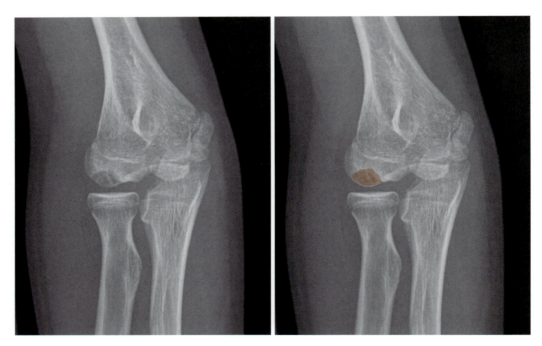

図 7.7　10歳の活動性の高い体操選手の右肘関節単純X線写真正面像　慢性的な疼痛がある．約1 cmほどの局所的な透亮像を上腕骨小頭（オレンジ色）に認める．運動歴も考慮すると，典型的な離断性骨軟骨炎の所見である．

8章 その他の骨病変

この章では分類しにくい骨病変について述べるが，これらの疾患は一般的な疾患であり，ルーチンの臨床診療に関連している．

- 骨パジェット病 Paget's disease of bone(PDB)
- 肥厚性(肥大性)骨関節症 hypertrophic osteopathy(HOA)
- 虚血性骨壊死〔骨壊死(osteonecrosis)ともいう〕avascular necrosis(AVN)

骨パジェット病 Paget's disease of bone(PDB)

骨パジェット病(PDB)は，骨のリモデリングによって局所に過剰な骨吸収と骨形成が無秩序に発生する，原因不明の骨代謝疾患である．骨は膨張し，強度が低下し，結果として痛みや骨折や関節炎を起こす．

好発部位は骨盤骨，大腿骨，脛骨，頭蓋骨および腰椎である．

英国の 55 歳以上の人口の 3% は PDB であるが，地域によって違いがある．男性の罹患が圧倒的に多い．遺伝因子(25%の症例で遺伝子異常が確認されている)とウイルス感染(パラミキソウイルスなど)が病因と考えられている．PDB は通常アルカリフォスファターゼ(ALP)と単純 X 線写真の典型的な所見を合わせて診断する．

臨床情報：非特異的な症状として，骨痛，変形性関節症(OA)，病的骨折，骨変形，聴覚障害(頭蓋底の PDB)，脊髄の圧迫(椎体の PDB)などがある．まれながら骨肉腫の発生が認められる．

検査所見：血液検査で同位酵素(アイソエンザイム)のため ALP 上昇．

画像所見：単純 X 線写真で診断可能．全身骨シンチグラフィは全体の分布をみるのに優れ，基本的評価につながる．

治療：治療の主な適応は骨痛である．アレンドロネートやリセドロナート，ゾレドロネート(ZA)など，新しいアミノビフォスフォネート製剤は破骨細胞の働きを低下させることによって代謝活性を抑制する治療薬である．ZA がおそらく最も汎用されている薬剤であり，効果的である．経静脈的に単剤で投与し，約90%で症状の軽減を認める．なおかつ数年，もしくはそれ以上の長期間での投与が可能である．再発後の治療においては，ALPの上昇をチェックすることよりむしろ，症状の再燃があるかをベースに考える．

PDB による痛みの場所がどこであってもビスフォスフォネートによる治療の適応がある．患者は，痛みが活動性のある PDB なのか，変形性関節症などの合併症なのか確認するために，放射線科的な評価を必要とする．

単純 X 線写真の特徴

活動期では，病変部は境界明瞭な辺縁を持つ透亮像として認められる．頭蓋骨では"geographic skull(地図状頭蓋)"とよばれる所見を呈する．長管骨では辺縁は角を持つようになり，まるで炎のようにみえる．症状が安定する時期になると，単純 X 線写真の特徴として粗造な骨梁や骨皮質の肥厚，骨の膨張や骨硬化性変化などがみられる(図 8.1)．骨が柔らかくなり，荷重のかかる骨では変形が発生してくる(図 8.2)．

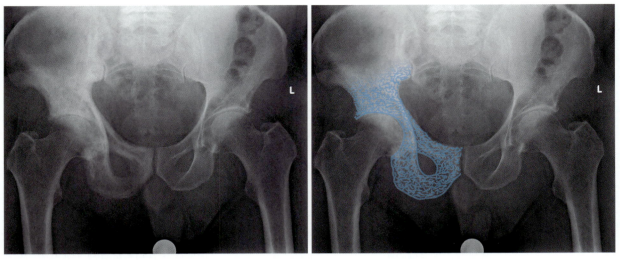

図 8.1 骨パジェット病（青色）は主に右坐骨と恥骨といった右骨盤にみられ，粗造な骨梁構造や骨皮質の肥厚，骨の膨隆や硬化性変化などが特徴的である．正常な左側と比較するとよい．

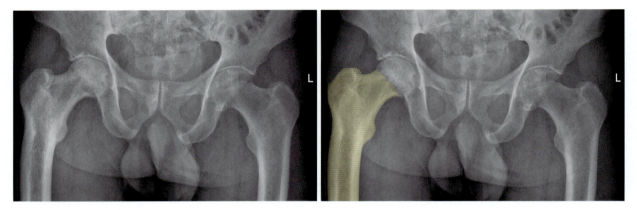

図 8.2 右大腿骨の骨パジェット病　右大腿骨は，骨皮質の肥厚と骨の膨隆，早期の骨の弓状変形を認める（黄色）．正常な左大腿骨と比較するとその変化は顕著である．

肥厚性（肥大性）骨関節症 hypertrophic osteoarthropathy（HOA）

肥厚性（肥大性）骨関節症（HOA）は，原因不明で発症することもあるが（約5%），むしろ肺疾患などほかの病気に合併することが多い．HOAを合併する約5%の患者は原発性肺癌，特に非小細胞癌に罹患している．その特殊な病態から，しばしば肥厚性（肥大性）肺性骨関節症（hypertrophic pulmonary osteoarthropathy：HPOA）とよばれたりする．ほかの原因として，胸膜中皮腫，肺膿瘍，チアノーゼ性先天性心疾患，炎症性腸疾患などが挙げられる．

　HOAの画像は骨膜炎で特徴づけられ，手関節の小さな関節や，手関節・足関節周囲の長管骨に認められる．患者は骨膜炎のある領域の痛みを自覚する．しばしば手指や足趾のこん棒状変形も起こす．

単純X線写真の特徴

単純X線写真は典型的には，平滑で不完全な骨膜反応が関節に沿って存在し，骨形成が起こっており，特に長管骨の骨幹部や骨幹端で認められる．骨膜反応があるものの，骨膜反応に沿った骨の異常は指摘できない．この所見は両側の骨に対称性に認められる．軟部組織の腫脹があることもある．進行すると骨膜の変化が拡大し，遠位に広がっていく．最終的には骨膜が層状になり"onion skin"状になっていく（図8.3）．

虚血性骨壊死 avascular necrosis（AVN）

虚血性骨壊死（AVN）は，血流の供給が途絶えることで骨細胞の壊死が起こり，結果として骨破壊や萎縮が起こる状態をさす．

　どの骨もこの病態になりうるが，特に大腿骨頭，距骨，舟状骨，長管骨の骨幹部などに好発する．

　単発で発症することもあるし，複数部位にわたって発症することもある．

　原因は明らかでないが，AVNには数多くのリスクファクターがあり，外傷，化学療法，放射線治療，アルコール多飲，骨髄疾患，ステロイドやビスフォスフォネート製剤使用（ビスフォスフォネートによる顎骨壊死が有名），ダイビングによる減圧症などが挙げられる．興味深いことに，骨壊死はしばしば無症状である場合と痛みを伴う場合とがある．

単純X線写真の特徴

単純X線写真はAVNが早期であれば異常を認めない．MRIと全身骨シンチグラフィは最初の検査として単純X線写真より鋭敏に判断できる．中等度の骨密度の低下（osteopenia）は単純X線写真の最初のサインである．骨吸収が発生し，軟骨下骨の骨硬化性変化と萎縮・変形が続いて起こる．これは大腿骨頭では"crescent sign"とよばれる軟骨下の透亮像であり，大腿骨頭の球状の形状が失われた状態である（図8.4）．軟骨破壊も伴っている．これらはのちに二次性の変形性関節症に至る．典型的なAVNになると，骨の分節化と濃度上昇を伴う特徴的な所見を呈するようになる．

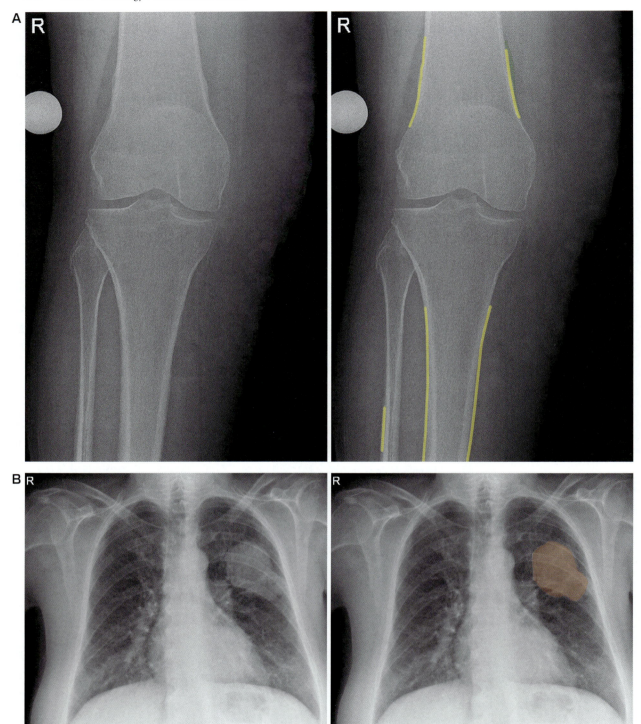

図 8.3　肥厚性（肥大性）肺性骨関節症（HPOA）

A：わずかな骨膜反応が大腿骨の遠位，脛骨と腓骨の近位に認められる（黄色）．骨皮質の外側の不整な肥厚として認められる．胸部単純 X 線写真をみれば，骨の病変は典型的な HPOA であることがわかる．

B：左上肺野には境界明瞭な分葉状の腫瘤が認められ（オレンジ色），肺癌の可能性が高い．

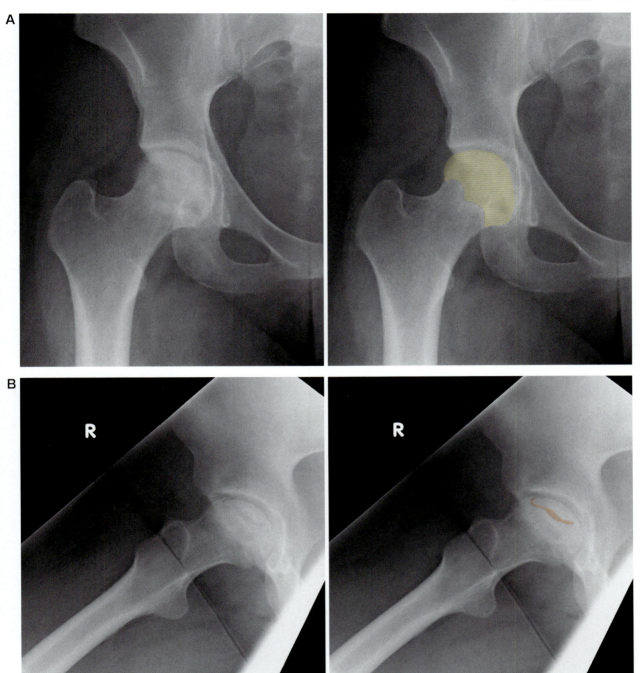

図 8.4
A：**右大腿骨頭の虚血性骨壊死**　大腿骨頭の丸みを帯びた形が失われている．軟骨下で陥没し，濃度上昇を認める（黄色）．関節裂隙が保たれており，関節の臼蓋には異常がなく，骨頭のみの病変であることに注意．
B：右股関節単純X線写真側面像では"crescent sign"を示している．大腿骨頭の軟骨下骨の骨折を示唆する所見である（オレンジ色）．

9 章 人工関節置換

関節症，特に変形性膝関節症や変形性股関節症は，高齢者において高頻度にみられる．保存的治療による症状のコントロールが不十分になっている場合，関節置換術や関節形成術の適応になる．その結果，毎日の読影の中で関節置換術後の画像に出会うのはもはやあたり前のことである．そこで，単純X線写真上で関節形成術の正常あるいは異常な特徴を把握することは，非常に役立つ．また，評価にあたり単純X線写真の限界を知ることも重要である．インプラントには，たくさんの関節のために多くのデザインがある．関節は完全に置換されることも部分的に置換されることもあり，インプラントはセメントで固定されたり，固定されなかったりする．しかし全体からみれば，すべての関節形成術例において，共通する合併症（ハードウエアの故障，無菌性のゆるみ，感染，偏位，不安定性の発生，人工物周囲の骨折など）を起こす可能性がある．

ハードウエアの故障と無菌性のゆるみ

まれだが，十分なストレスがかかると人工物の金属は折れることがある．この所見の指摘には単純X線写真が役立ち，股関節置換術後の正常な形態から大腿骨頭や大腿骨頸部の変化をとらえることができる．しかし，関節置換術でより多い問題は，関節面の段階的な摩耗である．多くの種類の関節置換術では，摩擦を防ぐために一方の関節面にポリエチレンを使う．しかし，摩擦は完全に取り去ることはできない．そのため，時間の経過とともに関節面から金属とポリエチレンの微粒子の除去が必要になる．特にポリエチレンは非常にゆっくりすり減り，段階的な厚みの減少は連続的な単純X線写真上でみえる場合がある．ポリエチレンは軟部組織と似たような濃度を示し，"関節裂隙(joint space)"に存在する硝子軟骨の濃度と同程度である．

ポリエチレンが関節裂隙で摩耗し，狭小化が疑われるならば，関節置換を施行した後短い期間で繰り返し撮影された単純X線写真と比較しながら評価していくことが必要である（図9.1）．単純X線写真上でのポリエチレン摩耗の評価は限界がある．計測方法はさまざまで，単純X線写真が撮影されるとき，患者の正確なポジションが要求される．

さらに無菌性のゆるみの主な原因として，微粒子の生成がより大きな問題として存在している．微粒子は徐々に骨の中に入り込むようになる．その方法は人工物から骨に直接的に，もしくはセメントと骨との間に介在していく．その後，微粒子によって組織球性の骨溶解が発生する．この過程は，人工物が癒合している骨をだんだん浸食し，ゆるみを作る．

ゆるみは，単純X線写真で関節置換した領域に沿った進行性の透亮像としてみえる．人工物周囲全体に透亮像が広がっている場合と，部分的な場合とがある（図9.2，図9.3）．骨溶解は人工物の構成要素によってより重篤になり，人工物の位置が変化することもある．例を挙げると，人工物の角度が変化したり（図9.4），股関節の人工関節置換術後の大腿骨側の人工物が大腿骨内部に沈み込んだりする〔メモ：例外はセメントを用いない人工股関節全置換術(total hip replacement：THR)で，正常股関節より1cmほど頭側に大腿骨の人工物が移動する〕．人工物周囲に存在するセメントの亀裂は，近いうちにゆるみが発生するサインとなる．

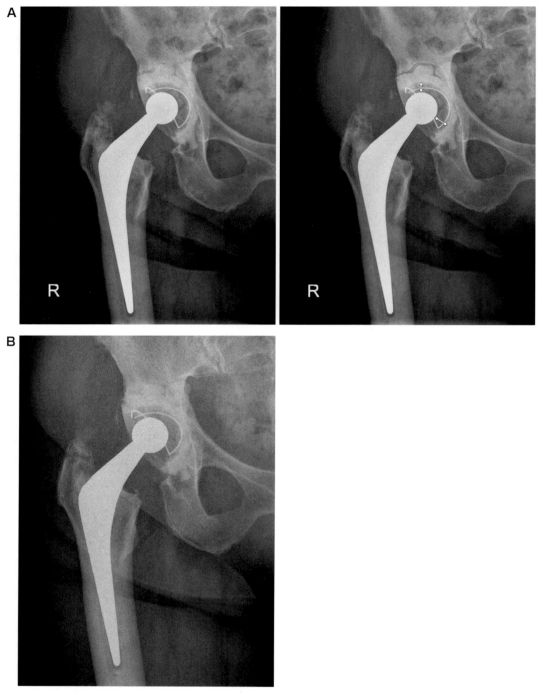

図 9.1　右股関節置換術後　臼蓋側にはポリエチレンの摩耗が認められる．**A** では，大腿骨頭の金属と臼蓋の間の"スペース"にはポリエチレンのカップが使われている．他の領域と比較すると上方でわずかなスペースの縮小がみられる（両矢印）．またセメントと臼蓋の骨の間に透亮像が出現している（青色）．ゆるみを疑う所見である．これらの特徴は，両方とも初期に撮影された単純 X 線写真（**B**）と比較してどんどん進行していった．

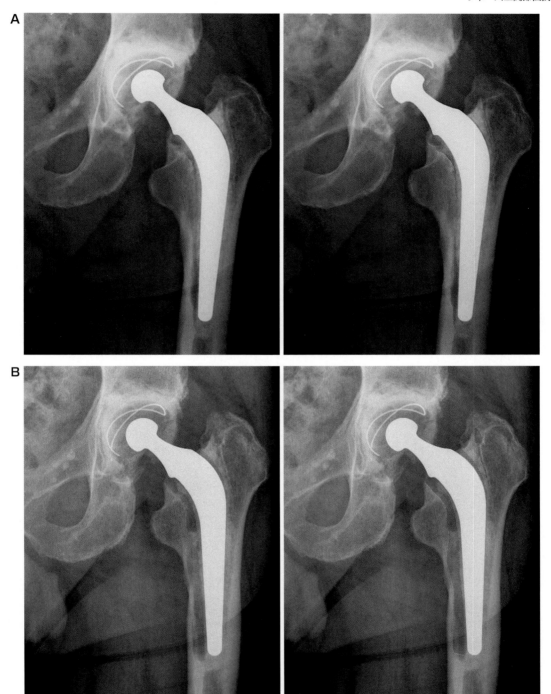

図 9.2　大腿骨側の人工物のゆるみ

A：1 枚目の左股関節単純 X 線写真（術後 11 年経過）．ステム周囲の骨とセメントの接合部分に，帯状の異常な透亮像（2 mm 以上）が認められる（オレンジ色）．

B：2 年後では，透亮像がさらに広がっている．ゆるみの進行を示唆する．ステムはセメントのある部分から内側に移動している（緑色）．このように人工物の移動はゆるみのサインである．

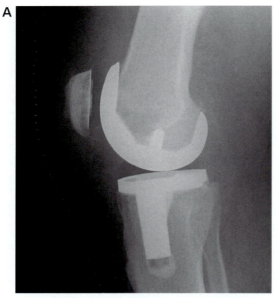

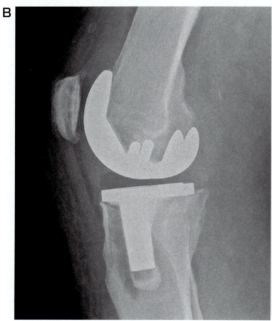
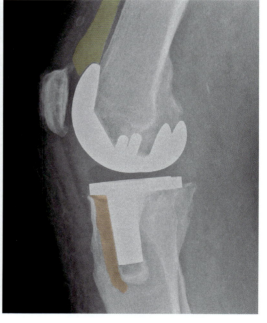

図 9.3　膝関節置換術後の脛骨部分のゆるみ
A：正常な術後の単純 X 線写真．外科用ステイプルが前面の皮膚に認められる．
B：10 年後の単純 X 線写真では，骨溶解（オレンジ色）によって脛骨の人工物の前方に透亮像が目立つ．膝蓋上嚢の腫脹が認められる（黄色）．これは術直後に認められる所見であり，術後長期経過している状態では出現しない所見である．

　これらの変化はたいていわずかな所見であり，異常の検出には術後すぐに撮影された単純 X 線写真とフォローアップ写真との比較が必要である．セメントに沿った骨との間の線状の薄い透亮像は正常である（セメントがない場合では，人工物と骨との間の薄い透亮像も正常）．この透亮像は，正常術後では 2 mm 以上の幅があってはならないとされる（図 9.5）．
　関節置換術を導入すると，周囲の骨の荷重に影響が及ぶ．Wolff の法則に基づくならば，

9章　人工関節置換　165

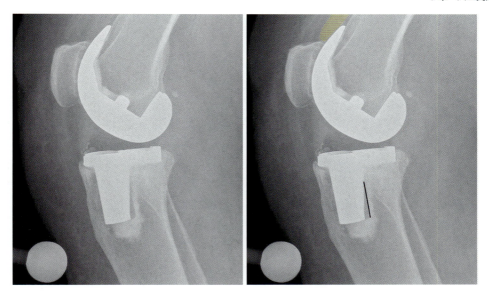

図 9.4　脛骨側の人工物の位置変化　この脛骨の人工物はもともと後方のセメントに固定されており（黒線），それは術後すぐの写真で確認されている（非掲載）．脛骨の人工物はゆるみが始まったことで後方への傾きがみられる．膝蓋上囊の腫大（黄色）があり，関節の腫脹がみられるが，非特異的な所見である．

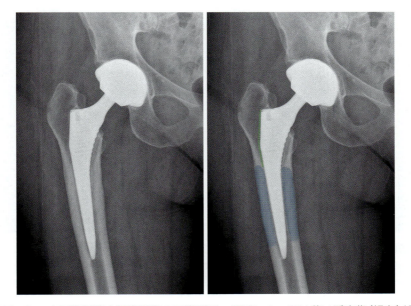

図 9.5　セメントを用いない人工股関節全置換術後の正常所見　領域によっては薄い透亮像（緑色）が金属とそれに沿った骨の間に認められる．これは 2 mm 以下の幅であれば正常である．また，骨にかかる力の再分配によって，ステム周囲の骨皮質の肥厚が発生している（青色）．この変化も正常である．

　　　負荷の減った部位では骨吸収が起こり，負荷（荷重）の増加した部位は骨肥厚が起こる，ということである．例えば，セメントを用いない人工股関節の術後には，大腿骨距（calcar）の骨濃度低下や，ステム周囲の骨皮質の濃度上昇が徐々に認められる（骨濃度の高い領域は大腿骨の後内側や小転子の上方にある）．これらの変化は，大腿骨にかかる負荷の再分配に反応したものである（図 9.5）．これらの正常な変化をゆるみと間違えてはならない．

＊Wolffの法則：幼小児の骨折の治癒過程では機械的な刺激により凸側では骨吸収，凹側では骨増殖が起こり，本来の生理機能する骨に戻ろうとする作用がある．この作用をさす．

感　染

感染源は通常，手術時に起こるため，感染は，術後最初の数週間から数か月以内に臨床的に出現する傾向がある．単純X線写真単独では感染症を調べるうえでは感度も特異度もないことを認識することが重要である．画像では，正常もしくは無菌性のゆるみに似た所見を示すだけである（図9.6）．ゆえに感染の全体的な評価には臨床的評価を含め，血液の炎症反応，微生物培養，可能であれば白血球をラベリングした核医学検査などを用いる．必要であれば単純X線写真によるスクリーニングもしくは超音波ガイド下で関節液の吸引を行う．

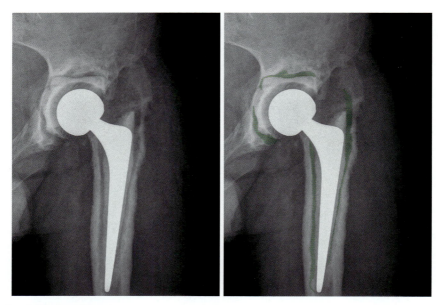

図9.6　人工股関節置換術後の感染　透亮像が，大腿骨・臼蓋両方において骨/セメントの境界面に認められる（緑色）．大腿骨側の人工物は髄腔内に沈み込んでいる．これらの特徴は非感染性のゆるみによる可能性もあり，超音波ガイド下に関節液を吸引して感染を確認する必要がある．

アライメントの不良と不安定性

個々の人工物の位置は，人工関節置換術の良好な長期予後を保証する重要な因子である．しかし，人工関節の種類はさまざまであり，その詳細を述べるとあまりにも大きなテーマとなってしまい，本書で扱うことは難しい．手術方法ならびに関節の最終的な位置決めは，患者1人1人の骨要素と軟部組織要素によって決定される．亜脱臼と脱臼は，どの関節置換術においても起こりうる問題である．そのため，関節のアライメントは関節の両側からチェックすべきである．人工関節の両側の関節面は一致しているべきである．関節の一方の面の中心は，それに対応する関節の中心に並んでいるべきである．もし脱臼が疑われ，一方向の画像で示されないなら，各々の関節に対して90°の2方向の画像でチェックすべきである(図9.7)．

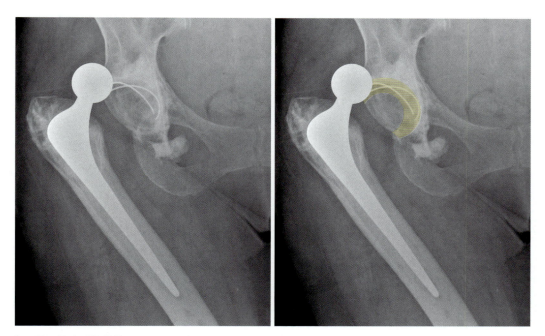

図9.7 人工股関節全置換術後のフォロー中に転落によって股関節脱臼が起こり，股関節痛のある患者 大腿骨頭は上外側に偏位している．ポリエチレンに取り込まれている目印のワイヤーから推測すると，大腿骨頭はもはやカップ(黄色)に収まっていない．

人工関節周囲の骨折

これは，最初の外科手術，もしくは術後のどのタイミングでも発生する合併症である．外科手術で発生した骨折は時に外科医に気づかれていないことがあり，術後に撮影した単純X線写真で明るみに出ることがある．後になれば人工物周囲の骨折は比較的簡単に指摘できる(図9.8)が，時に骨折していても転位がなく，指摘が困難なこともある．例を挙げると，骨粗鬆症の患者で，臼蓋の人工物に沿っている骨盤骨折では転位がわかりづらい．CTはこのような場合の骨折の指摘に有用である．

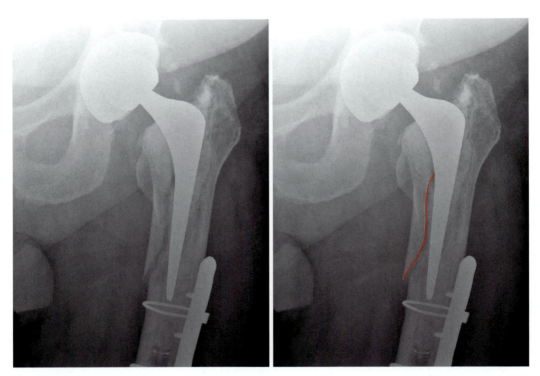

図 9.8 大腿骨の人工物周囲の骨折 大腿骨近位部骨幹部の骨折が認められる．線状の骨折線が，近位の内側骨皮質から伸びている(オレンジ色)．患者はより遠位の大腿骨骨幹部の骨折の既往があり，プレート固定を行っている．

PART 3

Self-assessment questions：

読影トレーニング 18 症例

ここではこれまで章で学んだ単純X線写真の所見を再度確認し，自己評価を行う．それぞれの問題を順々に答える前に，本書で概説されたことを用いてそれぞれの異常を表現することを提案する．これらの症例から患者の名前・日付は削除してあるが，実臨床ではこれらは画像とともに常に確認すべきことである．解答は単純X線写真の注釈とともに後半のページに掲載している．

症例問題

Case 1

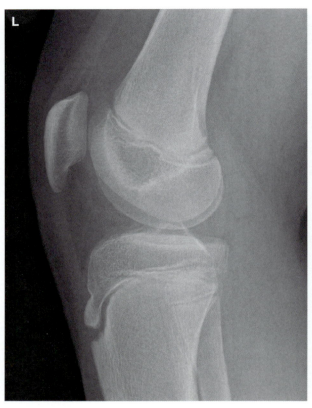

14歳男性 急性外傷後に膝関節後方に痛みがある．膝関節単純X線写真側面像を提示する．正面像は正常であった．骨の圧痛はない．

Q1 何か骨傷はあるか？
Q2 単純X線写真上，関節腫脹はあるか？

Case 2

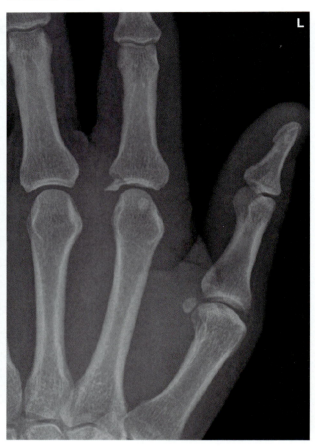

37歳男性 急性外傷で示指の外反強制がある．左手単純X線写真の拡大像を提示する．

Q1 この画像所見は？
Q2 もしもあなたが救命救急医であるならば，この患者をみてどういう行動をとるべきか？

Case 3

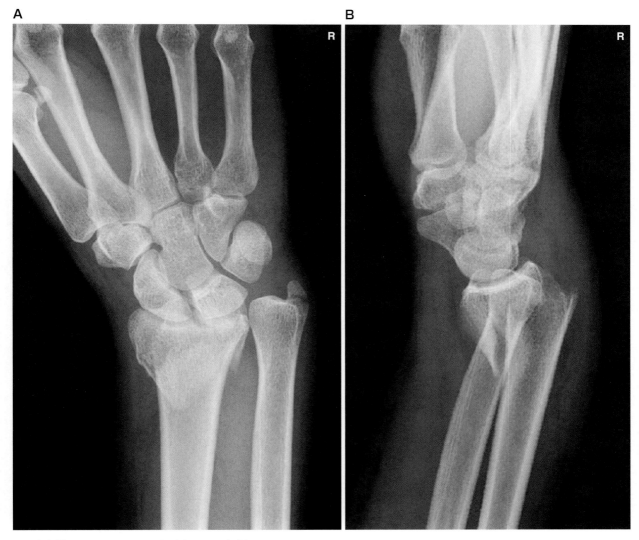

45歳女性 氷上ですべり，右腕をついて転倒した．
Q1 骨折のオリエンテーションを述べよ．
Q2 転位の状態を述べよ．

Case 4

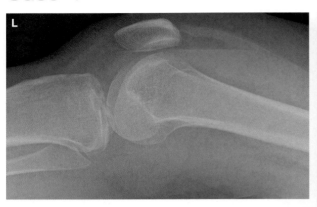

49歳女性 階段から落ちて受傷した．膝の痛みと腫脹があり，荷重時の撮影は困難であった．左膝関節単純X線写真側面像を提示する．
- **Q1** 何のサインがみえるか？
- **Q2** 単純X線写真による検査を完全なものとするためには，他に何が必要か？

Case 5

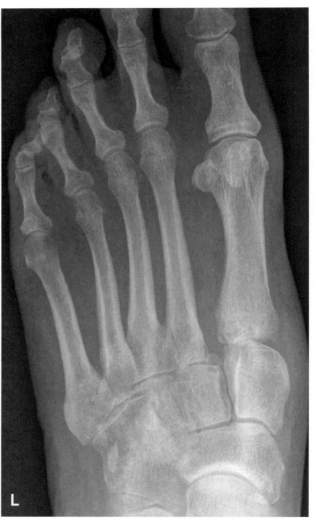

64歳男性 3週間前に自動車運転中に衝突事故に遭い，左足をペダルで受傷した．足部単純X線写真正面像を提示する．
- **Q1** 異常所見を述べよ．
- **Q2** 他の単純X線写真を加えるとしたら，何を選ぶべきか？

Case 6

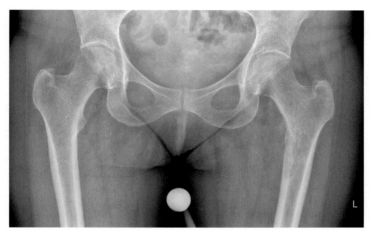

71歳女性 左大腿部痛（onsetは不明）．2年前に肺癌の既往がある．
Q1 異常所見を述べよ．
Q2 原因として最も可能性の高いものは何か？
Q3 他のモダリティで評価するなら何が適切か？ また，その理由は？

Case 7

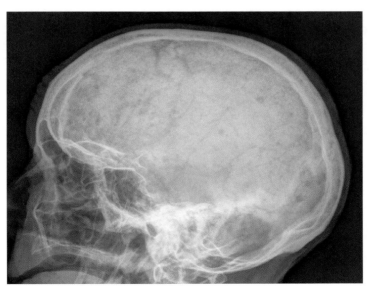

72歳男性 全身倦怠感と混乱状態．血中の異常タンパク増加および尿中にBence Jones タンパク（BJP）が認められる．
Q1 この撮影の名称は？ なぜ単純X線写真を撮影する必要があるのか？
Q2 異常所見を述べよ．
Q3 全身骨シンチグラフィは有益か？

Case 8

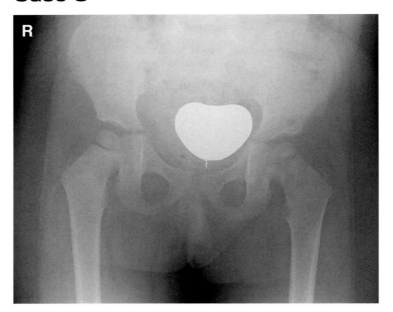

2 歳男児 発熱, 左股関節痛があり, 足を引きずって歩く. 3 週間続いており, 増悪している.

Q1 臨床情報から考慮される最も重要な診断は何か？
Q2 異常所見を述べよ.
Q3 診断と治療マネージメントにつながるほかのモダリティは何か？

Case 9

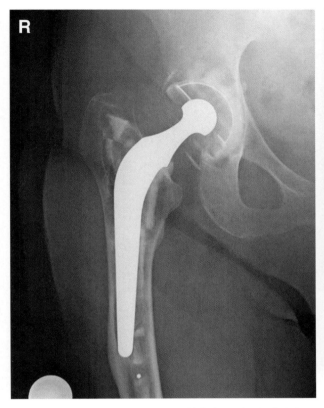

79歳男性 14年前に右股関節置換術(THR)の既往あり．ここ2年で進行する右股関節痛がある．
Q1 この単純X線写真のサインを述べよ．
Q2 このサインから何を考えるか？

Case 10

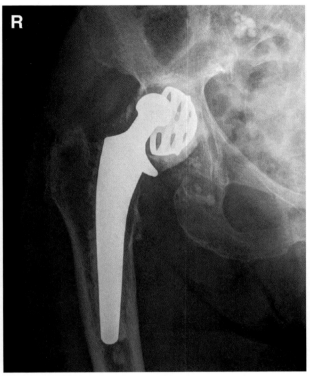

83歳男性 股関節をひねった後に発生した高度な股関節痛がある．
Q1 単純X線写真の所見を述べよ．
Q2 何が原因と考えられるか？
Q3 診断を確認するためには何をすればよいか？

Case 11

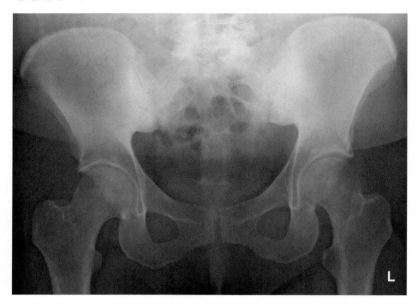

35歳男性 しつこい背部および殿部の痛みと，朝のこわばりがある．
Q1 単純X線写真の所見を述べよ．
Q2 診断は何か？
Q3 活動性の炎症を探すために有用な追加画像検査は何か？

Case 12

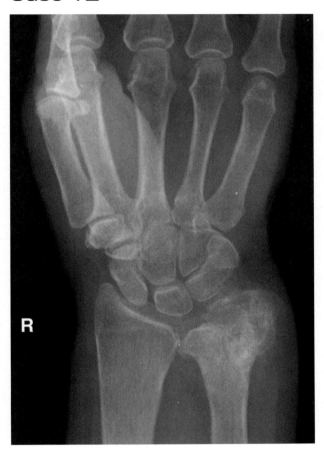

74歳女性 右手関節の腫脹と発赤,熱感を繰り返す.
Q1 単純X線写真の所見を述べよ.
Q2 診断は何か？
Q3 どうやってその診断を確認するか？

Case 13

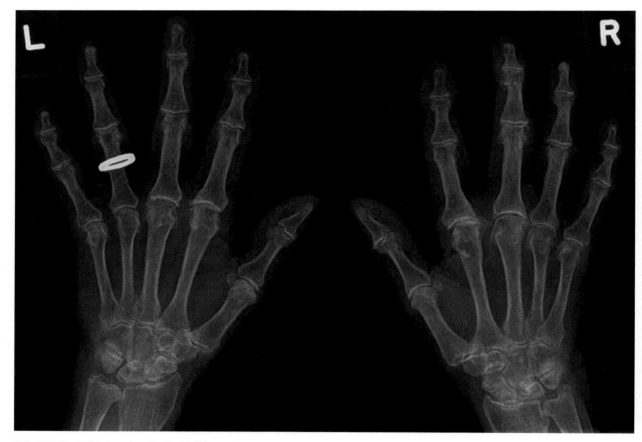

52 歳男性 増強する痛みと手の機能低下がある．
Q1 単純 X 線写真の所見を述べよ．
Q2 診断は何か？
Q3 どうやってその診断を確認するか？

Case 14

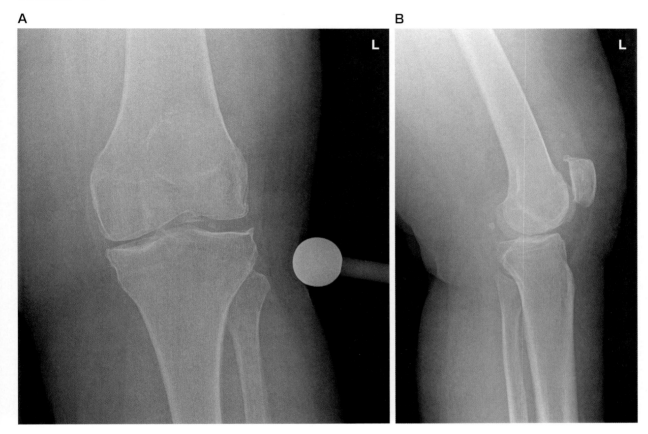

71歳女性 しつこい左膝の痛みがあり，時々ロッキングが発生する．
Q1 単純X線写真の所見を述べよ．
Q2 診断は何か？

Case 15

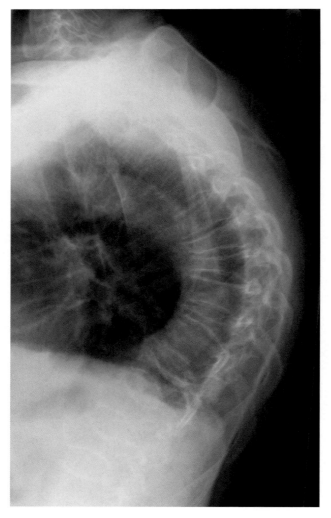

82歳女性 繰り返される急性の胸背部痛. 姿勢の変化もみられる.

Q1 単純X線写真の所見を述べよ.
Q2 診断は何か?
Q3 どうやってその診断を確認するか?

Case 16

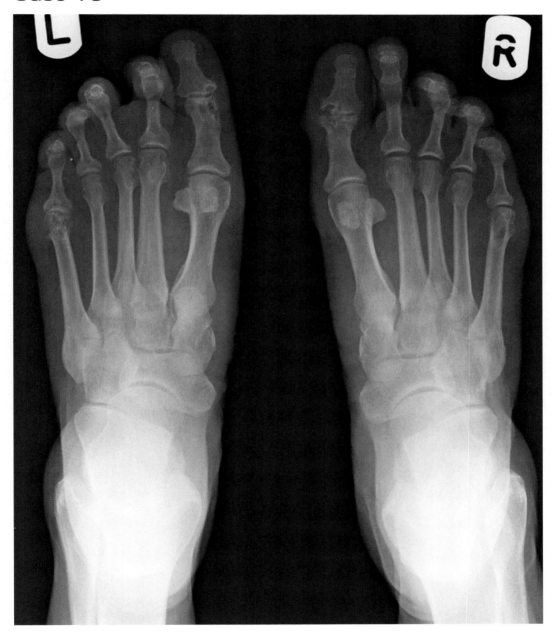

46歳女性 しつこい痛み，こわばりと左右対称性の MTP 関節の腫脹がある．
Q1 単純 X 線写真の所見を述べよ．
Q2 診断は何か？
Q3 活動性の関節炎症を探す手助けになる，最も有用なその他のモダリティは何か？

Case 17

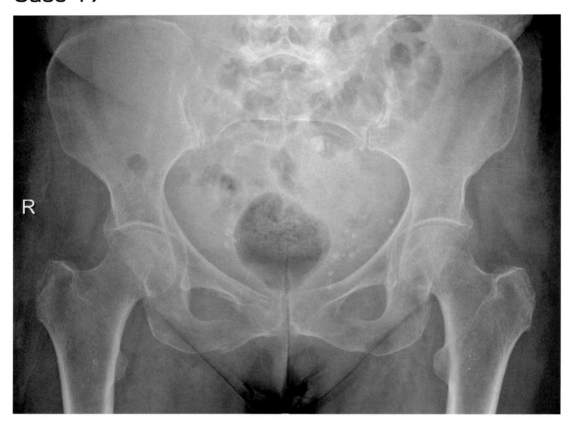

77歳男性 右鼠径部と左大腿部に痛みがある．
Q1 単純X線写真の所見を述べよ．
Q2 その所見の根底には，どのような疾患が考えられるか？

Case 18

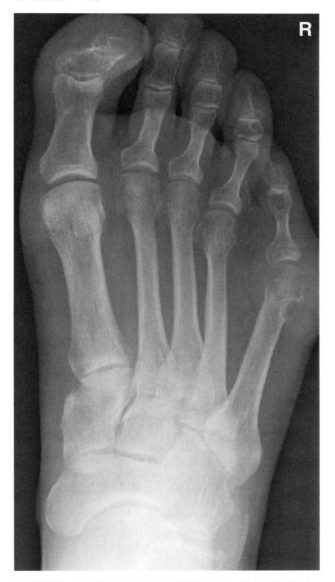

51歳男性 繰り返される右足の腫脹, 疼痛, 発赤, 熱感あり.
Q1 単純X線写真の所見を述べよ.
Q2 診断は何か?
Q3 どうやってその診断を確認するか?

症例問題の解説

Case 1

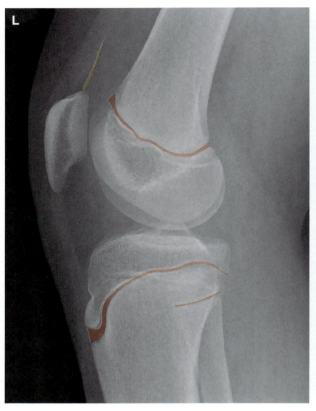

左膝関節単純X線写真側面像

A1 所見は正常である．この年齢では遠位大腿骨，近位脛骨と腓骨に線状透亮像が認められる．これらは骨端線である（オレンジ色）．脛骨の骨端線は前方の脛骨粗面にまで伸びている．この部分の骨端線はやや広くみえる．骨端線は平滑で緩やかに波打っており，骨硬化縁を伴っている．急性期の骨折にはそのような所見はみられない．

A2 膝蓋上嚢（黄色）はより暗めの脂肪組織として認められ，前後の辺縁を形成している．厚さは正常範囲内であり，関節腫脹は認められない．

Case 2

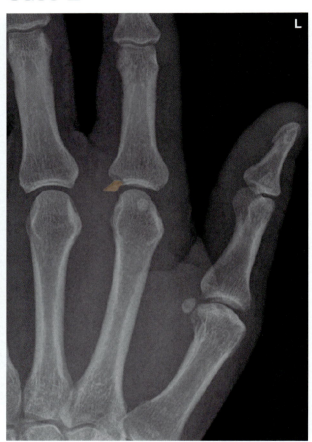

左手単純X線写真の拡大像

A1 示指の基節骨基部尺側の骨折である．骨折は関節面に達しており，骨片は45°ほど回転している．他の外傷の有無を評価するために単純X線写真側面像の撮影が必要である．

A2 整復と内固定に関して整形外科の意見を得る．

Case 3

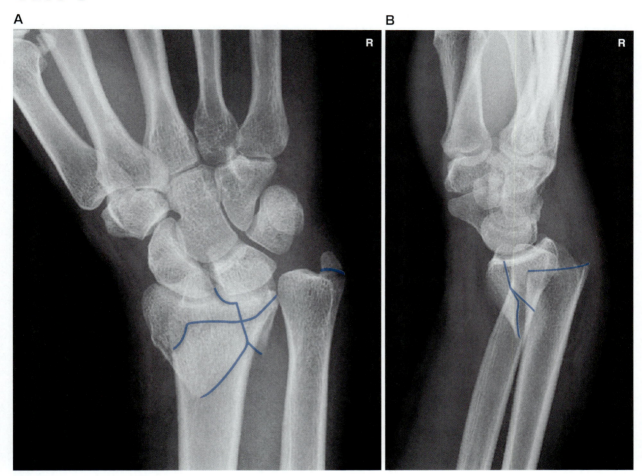

右手関節単純 X 線写真正面像および側面像

- **A1** 橈骨遠位端に斜骨折を認める．また，橈骨の関節面に達する縦に伸びる骨折もみられる．尺骨茎状突起の横骨折も認められる．
- **A2** 単純 X 線写真正面像では約 1 cm の橈骨の短縮を認める．側面像では中等度の掌側（もしくは前方）への角度形成を認める．関節面に達している骨折による転位は認めない．尺骨茎状突起の骨折はわずかに転位している．

Case 4

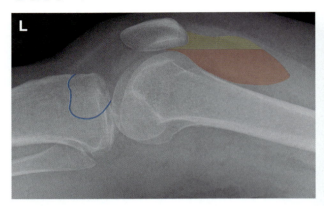

左膝関節単純 X 線写真側面像

A1 脂肪血関節症が膝蓋上嚢に認められる．これより，関節内骨折の存在が疑われる．膝蓋上嚢の上層（黄色）は水より濃度が低いため，脂肪である．常に脂肪は骨折があると骨髄から関節の中に入ってくる．もう一方の液体（オレンジ色）は血液になる．これは骨折からの出血である．脛骨高原にわずかな骨折を認める（青色）．骨折線は関節面に広がっている．

A2 単純 X 線写真正面像の撮影

Case 5

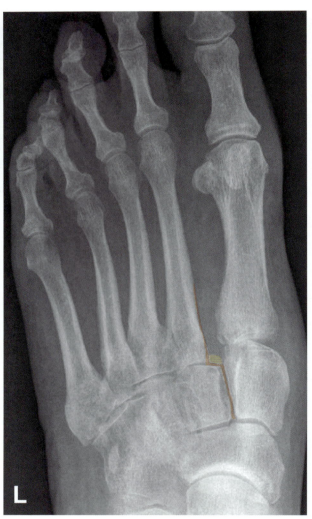

左足単純 X 線写真正面像

A1 第 2 中足骨と中間楔状骨の間に段差が認められる（オレンジ色のラインを参照）．第 2 中足骨は外側に約 3 mm ほど亜脱臼している．小さな骨片が周囲に認められる（黄色）．Lisfranc 関節損傷の所見である．

A2 単純 X 線写真斜位像が外側 Lisfranc 関節のアライメント評価に必要である．

Case 6

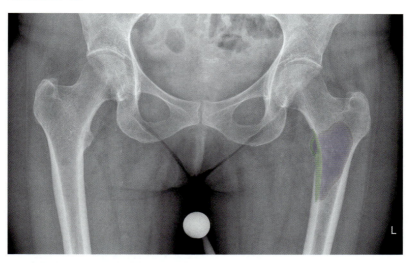

骨盤および大腿骨近位部単純 X 線写真正面像

- **A1** 左大腿骨の近位骨幹部の内側骨皮質は，粗造で病的である（緑色）．髄腔内と小転子にわずかな透亮像を認める（紫色）．病変部は皮質の破壊を伴い，正常との境界は不明瞭である．これより活動性が高い病変であるといえる．
- **A2** この年齢と既往歴から，転移が最も考えられる．
- **A3** 骨盤の側面像と大腿骨の単純 X 線写真は，病変の広がりやさらに遠くの病変についての情報を提供する．病的骨折を防ぐ固定術なども考慮される．MRI は，この病変の完全な広がりや，単純 X 線写真で指摘できなかった病変を明らかにするために撮影される．全体の治療の舵取りを要求される時，全身骨シンチグラフィは骨のいかなる転移も指摘可能である．

Case 7

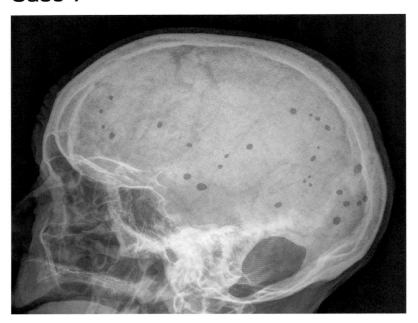

頭蓋骨単純X線写真側面像

- **A1** これは全身の骨精査の一部分を取り上げた写真であり，この患者の骨病変の広がりをみるのに有用である．多発性骨髄腫と診断された．
- **A2** 多発する小さな"punched-out"とよばれる透亮像が頭蓋骨に散らばって存在している．特に後頭骨で大きな透亮像を示す．典型的な多発性骨髄腫の所見である．
- **A3** 全身骨シンチグラフィは多発性骨髄腫の描出に関してはあまり有益ではない．しかし，脊椎MRIは単純X線写真で指摘できない病変を描出可能である．

Case 8

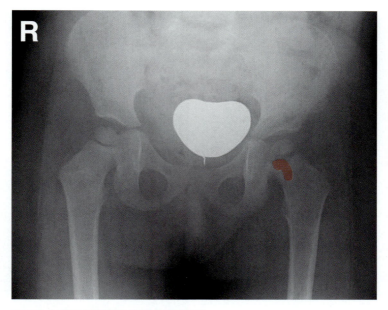

骨盤および股関節単純X線写真正面像

- **A1** 臨床的な特徴から考慮される最も重要な診断は，股関節の化膿性関節炎，もしくは骨盤か大腿骨の骨髄炎である．
- **A2** 近位大腿骨の骨幹端に小さな透亮像を認める．与えられた臨床像と写真からは骨髄炎によって骨の溶解が発生していると思われる．
- **A3** MRIは炎症の広がりや他の病変などを描出できる．さらに骨内や軟部組織の膿瘍の有無も判断できる．

Case 9

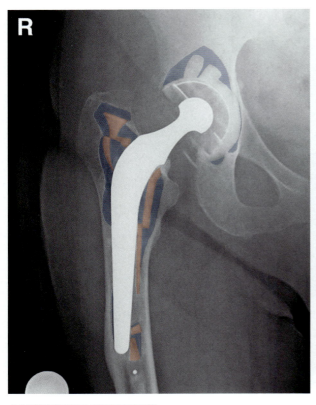

右股関節単純 X 線写真正面像

A1 人工股関節置換術後．大腿骨内の人工物の周囲のセメントはバラバラになっており，断片化している（オレンジ色）．大腿骨と臼蓋の人工物に沿って広がる透亮像が認められる．骨融解症である（青色）．

A2 人工物のゆるみを示唆する（単純 X 線写真からは，ゆるみの原因が無菌性か感染によるものか判断するのは困難である）．

Case 10

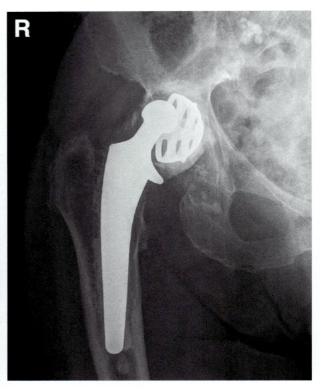

右股関節単純 X 線写真正面像

A1 人工股関節置換術後．臼蓋の人工物は回転しており，大腿骨頭と正常な関節面を呈していない状況である．臼蓋の人工物下方のセメントと骨の間に透亮像がある．大腿骨側の人工物は問題なさそうである．人工物周囲の骨折は認めない．

A2 単純 X 線写真と既往歴から，臼蓋部分の人工部はゆるく，急に脱臼したと考えられる．

A3 以前の単純 X 線写真と比較することが必要である．

Case 11

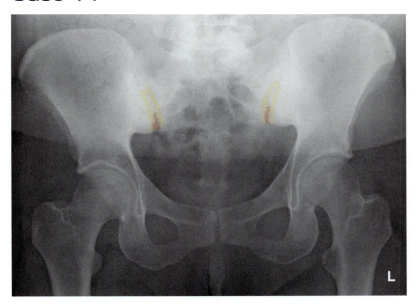

骨盤単純 X 線写真正面像

A1 軟骨下骨の骨硬化を伴う両側仙腸関節炎(黄色)と下方のびらん(オレンジ色)を認める．股関節および靱帯・腱付着部は正常である．

A2 軸骨格の脊椎関節炎(強直性脊椎炎)である．

A3 骨の変化は後で出現してくる．MRI は早期の骨変化を指摘するのにとても鋭敏である．同時に骨髄浮腫としてみられる炎症性変化の同定にも優れる．

Case 12

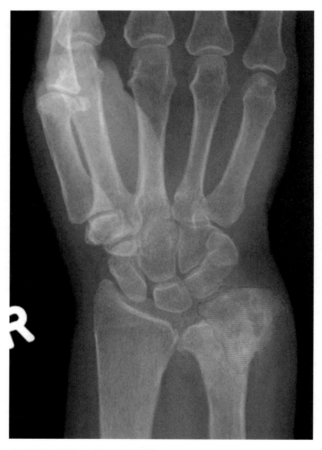

右手関節単純 X 線写真正面像

A1 粗大な石灰化が軟部組織内に認められる．これは尺骨遠位部に沿うように存在している（黄色）．

A2 石灰化沈着性関節症（おそらくハイドロキシアパタイト）が考えられる．

A3 関節液の吸引を行い，偏光顕微鏡で結晶を探すとよい．

Case 13

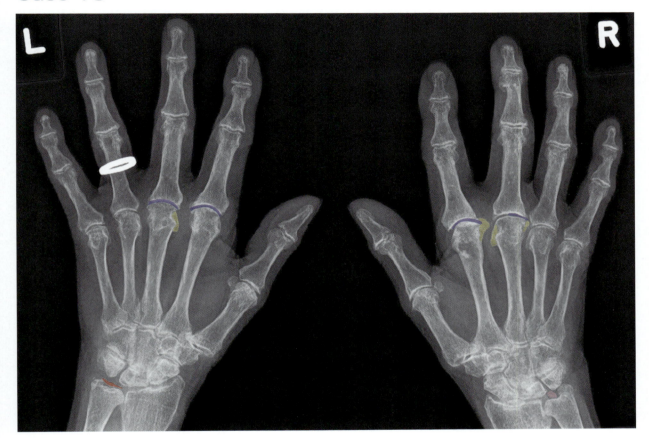

両手関節と手の単純X線写真正面像

A1 全体的に骨密度の低下がある．母指基部，手関節，PIP関節，DIP関節に関節裂隙の狭小化と骨棘形成を認める．しかし，両側手関節には軟骨の石灰化があり（オレンジ色），大きな骨棘（黄色）を伴った関節裂隙の狭小化（紫色）も存在し，特に第2，第3MCP関節に目立っている．これらの部位は変形性関節症としてはやや非典型的である．

A2 ヘモクロマトーシス性関節症．ピロリン酸カルシウム沈着性関節症も考慮される．

A3 血清フェリチン，鉄検査，遺伝子検査

Case 14

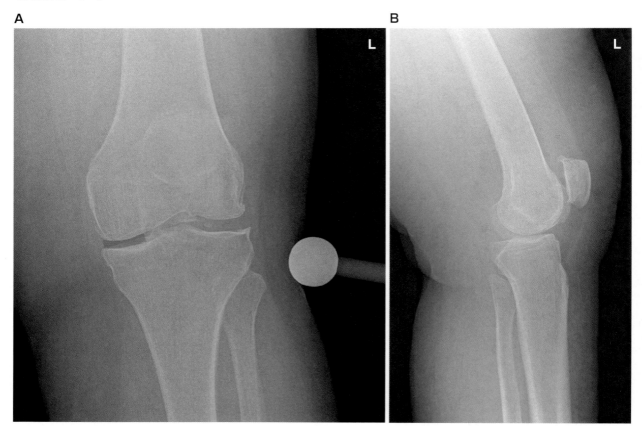

左膝関節単純 X 線写真正面像と側面像

A1 関節裂隙の狭小化（紫色），骨棘形成（ピンク色），石灰化構造物（青色）が膝蓋上嚢と膝窩に認められ，変形性関節症に一致する．

A2 診断は変形性関節症である．石灰化構造物は遊離し不安定なこともあるが，しばしば関節の辺縁に癒着している．もしそれが不安定であれば，関節面に「ロック」してしまい，関節が動かなくなる可能性がある．膝窩にある石灰化構造体は fabella（ファベラ）とよばれる腓腹筋腱内にある小さな種子骨であり，正常人口の 10〜30％に認められる．fabella は単純 X 線写真側面像で最もよく指摘できるが，正面像で内側関節面を介して観察することも可能である．

Case 15

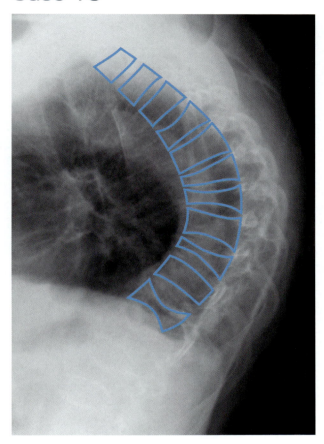

胸椎単純X線写真側面像

- **A1** 椎体の亀背変形を認める．胸椎前方の楔形変形を伴う圧迫骨折を認める．
- **A2** 骨粗鬆症
- **A3** DEXAによって骨密度の低下を確認する．ただし，圧迫骨折が多発していると，誤って高値になることがある．ほかの病的な原因による骨折が単純X線写真で否定できない場合は，MRIによる検査が必要になる．

Case 16

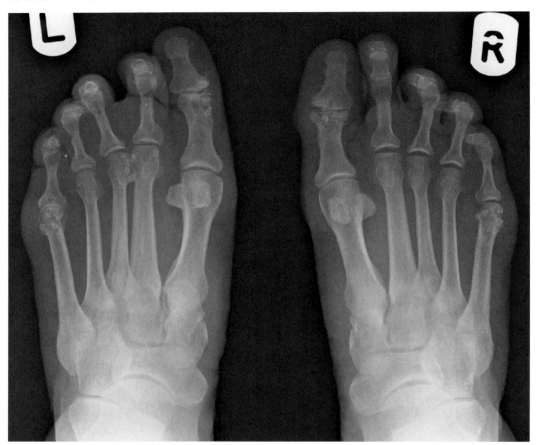

両側足部の単純 X 線写真正面像
- **A1** 左右対称性に MTP 関節と IP 関節に破壊性骨びらん性関節症を示している（黄色）.
- **A2** 関節リウマチ
- **A3** 超音波検査もしくは MRI

Case 17

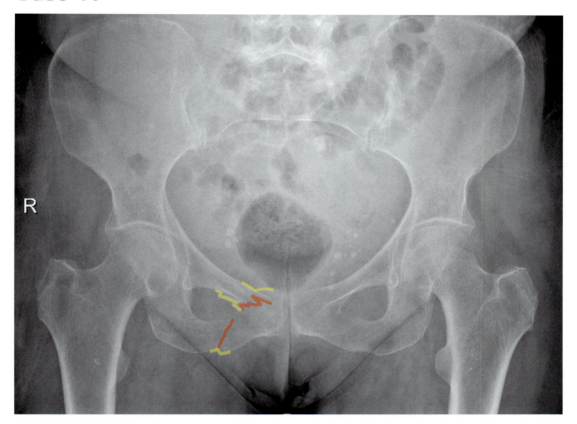

骨盤単純 X 線写真正面像
- **A1** 右恥骨上枝と下枝に骨折を認める．骨皮質の連続性が絶たれていることと（黄色），骨折線（赤）に注目せよ．
- **A2** 骨粗鬆症

Case 18

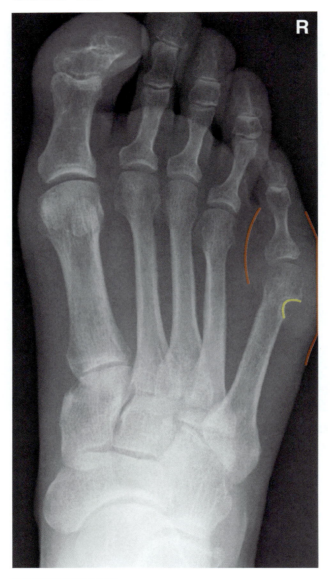

右足部単純 X 線写真

A1 軟部組織の腫脹を認める(オレンジ色). 幅広い骨びらんが第 5 中足骨頸部の外側に認められる. これは"punched out"状であり, 関節面から離れて存在している. overhanging edge である(黄色).

A2 痛風

A3 関節液吸引を行い, 偏光顕微鏡で尿酸結晶を探す.

和文索引

■あ
アキレス腱　20
悪性腫瘍　116
亜脱臼
　-下部頸椎亜脱臼　66
　-環軸椎亜脱臼　91

■う・え
烏口突起　11,12

遠位指節間(DIP)関節　7
遠位趾節間(DIP)関節　21
遠位橈尺関節　8
円形細胞　124

■お
黄色ブドウ球菌　137
横靭帯　62
横突起　13,14

■か
外骨腫　125
外傷　25
回旋変形　35
開放骨折　35
下顎骨　12,13
窩間切痕　17
窩間隆起　17
化膿性関節炎　142,143
下部頸椎亜脱臼　66
寛骨臼　16
環椎(C1)　12
環軸椎亜脱臼　91
関節炎　83,84
関節窩　12
関節外骨折　52
関節突起間部　15
関節内骨折　52
関節軟骨の厚み　6

■き
関節リウマチ　87,89,90
　-単純X線写真　88
　-分布　87
関節裂隙　6
　-狭小化　84,88,102
感染経路　137
感染症　137
乾癬性関節炎　100
　-手　103
　-足部　104
　-単純X線写真　102
　-分布　100
感染性椎間板炎　144,145

起炎菌　137
偽骨折　130
基節骨　7,21
偽痛風　95
臼蓋角　148
強直性脊椎炎　105,107
棘突起　12-15
虚血性骨壊死(AVN)　157,159
距骨　19-21
距骨下関節　20
距踵関節癒合症　152
距踵骨癒合症　151
距腿関節　19,20
近位指節間(PIP)関節　7
　-損傷　36
近位趾節間(PIP)関節　21

■く
くちばし状骨棘形成　135
くの字型変形　35,50

■け
脛骨　17-20
脛骨遠位骨端線損傷　75

脛骨外側顆　17
脛骨高原　17
脛骨高原骨折　40,56,57
脛骨粗面　18
脛骨内側顆　17
形質細胞腫　119,120
頸椎
　-アライメント　70
　-単純X線写真　12,13,63,65
血行性感染　137
血行性骨髄炎　139
楔状骨　20,21
月状骨　9
月状骨周囲脱臼　47,51
結晶沈着性関節症　91
肩関節
　-外傷　43
　-後方脱臼　45
　-前方脱臼　44
　-単純X線写真　11,12
肩甲上腕関節　11,12
肩鎖関節　11,12
肩峰　11,12

■こ
高エネルギー外傷　66
後遠位脛腓関節　58
後弓　62
高原骨折　56
後十字靭帯　56
鉤状突起　10,11
後頭顆　62
後頭部　12,13
股関節　16,17
　-外傷　52
　-単純X線写真　17
骨化中心　6
骨幹　6
骨端　6

骨幹端　6
骨棘　84
骨髄炎　138
　-再発　141
　-単純X線写真　138
骨髄内膿瘍　128
骨性癒合症　151
骨折
　-buckle 骨折　74
　-Colles 骨折　47
　-Salter-Harris II 型骨折　75
　-torus 骨折　74
　-開放骨折　35
　-偽骨折　130
　-脛骨高原骨折　40,56,57
　-楔状骨折　30
　-骨軟骨骨折　25,28
　-骨折の画像所見　25
　-骨折の方向　32,34
　-骨折部位　32
　-舟状骨骨折　47
　-小児の骨折　72
　-上腕骨遠位部骨折　25
　-上腕骨顆上骨折　76,77
　-上腕骨大結節骨折　46
　-人工関節周囲の骨折　168
　-脆弱性骨折　28,130
　-潜在性舟状骨骨折　49
　-大腿骨頸部関節内骨折　53
　-大腿骨頸部骨折　27
　-大腿骨頸部潜在骨折　55
　-大腿骨頸部内側骨折　52
　-単純骨折　35
　-単独骨折　32
　-重複骨折　32
　-橈骨遠位骨幹部骨折　37
　-橈骨遠位端骨折　47,50
　-橈骨頸部骨折　26
　-破裂骨折　68
　-病的骨折　30,127
　-疲労骨折　28
　-複合骨折　32,33

　-複雑骨折　35
　-粉砕骨折　32,33
　-閉鎖骨折　35
　-らせん骨折　32
　-裂離骨折　28,29
　-若木骨折　74
骨粗鬆症　129
　-単純X線写真　130
　-リスクファクター　129
骨端線　6
骨端線損傷分類　74
骨転移　116
　-造骨性　116
　-単純X線写真　116
　-溶骨性　116
コッドマン三角　112
骨軟化症　130
骨軟骨骨折　25,28
骨軟骨腫　125,126
骨肉腫　121
骨濃度　88,129
骨パジェット病(PDB)　155,156
骨びらん　88,93,102
骨片の数　32
骨膜炎　102
骨密度　129

■さ
鎖骨　12,13
坐骨　16,17
坐骨結節　16,17

■し・す
シェントン線　147
軸骨格の脊椎関節炎　105
　-単純X線写真　106
　-分布　105
軸椎(C2)　12
趾節間(IP)関節　21
膝蓋骨　17,18
膝蓋上嚢　18,38,39
膝蓋大腿関節　18

膝関節　17,18
　-外傷　56
　-スカイライン・ビュー　18
　-単純X線写真　17,18,39
歯突起　12,13
脂肪血関節症　38,40
尺骨　8,10,11
尺骨手根関節　8
舟状骨　8,9,19-21
舟状骨骨折　47
手関節
　-外傷　47
　-損傷　48
　-単純X線写真　7-9
手根間関節　8
手根中手関節　7,8
種子骨　21
腫瘍類似病変　109,127
少関節炎　83
小結節　11,12
踵骨　20,21
踵舟状骨癒合症　151
小転子　16
小児虐待　80
小児の骨折　72
小菱形骨　8
上腕骨　10-12
上腕骨遠位部骨折　25
上腕骨顆上骨折　76,77
上腕骨骨幹部　11
上腕骨小頭　10
上腕骨大結節骨折　46
上腕骨頭　11,12
人工関節
　-アライメントの不良　167
　-ハードウエアの故障　161
　-不安定性　167
　-ポリエチレン摩耗　161,162
　-無菌性のゆるみ　161,163,164
人工関節周囲の骨折　168
人工関節置換　161
人工股関節全置換術(THR)　161

人工股関節置換術後の感染　166

頭蓋骨　12

■せ

脆弱性骨折　28,130
正常解剖（単純X線写真）　7-21
成長線　6
脊椎
　-アライメントの評価　62
　-外傷　62
　-単純X線写真の評価　62
脊椎炎　102,106
脊椎関節炎　107
赤血球沈降速度　138
舌骨　12
セメント　161,163
線維性骨皮質欠損　127
前弓　62
仙骨　14-16
潜在性舟状骨骨折　49
前十字靭帯　56
全身骨シンチグラフィ　111
先端骨溶解症　132
仙腸関節　14,16
仙腸関節炎　102,106
　-単純X線写真　14
前立腺癌　117

■そ

造骨型骨転移　117
足関節
　-外傷　58
　-単純X線写真　19,20,41,59
足根中足関節　21
足部
　-外傷　58
　-単純X線写真　21
足根骨癒合症　151
ゾレドロネート（ZA）　155

■た

第3～6頸椎（C3～C6）　12
大結節　11,12
代謝性骨疾患　129
大腿骨　16-18
　-血流の分布　52
大腿骨遠位骨幹部骨　33
大腿骨外側顆　17,18
大腿骨頸部　16,17
大腿骨頸部関節内骨折　53
大腿骨頸部骨折　27
大腿骨頸部潜在骨折　55
大腿骨頸部内側骨折　52
大腿骨骨端すべり症　75
大腿骨転子部骨折　54
大腿骨頭　16,17
大腿骨頭壊死　52
大腿骨頭窩　16
大腿骨内側顆　17,18
　-アウトライン　18
大転子　16,17
大菱形骨　8,9
多関節炎　83
多断面再構成画像（MPR）　56
脱臼　34
　-月状骨周囲脱臼　47,51
　-肩関節後方脱臼　45
　-肩関節前方脱臼　44
　-肘関節脱臼　37
多発性骨髄腫　118,119
たまねぎの皮　124
単関節炎　83
単純X線写真　3
　-検査方法　4
　-正常解剖　7-21
　-濃度　5
　-レポート作成の基本　4
単純骨折　35
単純性骨嚢胞　127,128
単独骨折　32

■ち

恥骨　16
恥骨下枝　16
恥骨結合　16
地図状頭蓋　155
肘関節
　-外傷　43
　-腫脹の評価　42
　-脱臼　37
　-単純X線写真　10,11
中手骨　7,9
中手指節間（MP）関節　7
中節骨　7,21
中足骨　9,21
中足骨基部　20
中足趾節（MTP）関節　21
肘頭　10,11
腸骨　16,17
腸骨稜　14,16
重複骨折　32
直接感染　137

■つ

椎間関節　12,15
椎間板　12,13
椎間板腔　14,15
椎弓　12
椎弓根　14,15
椎体　13,14
椎体関節　13
痛風　91,92,94
　-単純X線写真　93
　-分布　92
　-リスクファクター　93
痛風結節　93,94

■て

転位　25-27,34
転子間骨折　52

■と

橈骨　8-11

202　索 引

橈骨遠位骨幹部骨折　37
橈骨遠位端骨折　47,50
橈骨頸部　10,11
橈骨頸部骨折　26
橈骨手根関節　8
橈骨頭　10,11
豆状骨　8,9

■な・に
ナイダス　126
内軟骨腫　124
軟骨下骨の骨硬化　84
軟骨下嚢胞　84
軟骨石灰化症　95,136
軟骨肉腫　122,123
軟部組織の腫脹　88,93,102

尿酸ナトリウム　91

■は
ハイドロキシアパタイト　91
破壊性関節症　91
バケツ柄　79,80
発育性股関節形成不全（DDH）
　　　　　　　　147-149
破裂骨折　68
半月板　56

■ひ
肥厚性（肥大性）骨関節症　157
肥厚性（肥大性）肺性骨関節症
　　　　　　　　157,158
腓骨　17-20
腓骨頸部　17
腓骨頭　17,18
ビスフォスフォネート
　　　　　　129,155,157
病的骨折　30,127
疲労骨折　28,29
ピロリン酸カルシウム（CPPD）　91
　-結晶沈着症　95,96,98,99

■ふ
ファーガソン変法撮影　102
複合骨折　32,33
副甲状腺機能亢進症　131,132
副骨　30
副骨端核　30,31
複雑骨折　35
粉砕骨折　32,33

■へ
閉鎖孔　16
閉鎖骨折　35
ヘモクロマトーシス　135,136
ヘモクロマトーシス性多関節症
　　　　　　　　　135
ペルテス病　150

変形性関節症　83,85,86
ペンシルキャップ変形　102

■ま
末節骨　7,21
慢性腎障害による骨ミネラル
　　　代謝異常　133,134

■ゆ
ユーイング肉腫　115,124
有鉤骨　8
有頭骨　8,9

■り
リスフラン関節損傷　58
離断性骨軟骨炎　154
立方骨　20,21
良性腫瘍　124
淋菌　137

■る・れ
類骨骨腫　115,125

裂離骨折　28,29

■ろ・わ
肋骨　11,13
ロマヌス病変　106

若木骨折　74

欧文索引

■A

accessory ossicle　30
acetabulum　16
Achilles tendon　20
acro-osteolysis　132
acromioclavicular joint　11,12
acromium　11,12
anatomical position　34
ankylosing spondylitis　105
anterior arch C1　12
anterior humeral line sign　76
AP view　43,64
articular cartilage thickness　6
articular mass　12
Atlas　12
avascular necrosis(AVN)　52,157
avusion fracture　28
axial spondyloarthritis(aSpA)　105
Axis　12

■B

bamboo spine　106,107
bare glenoid sign　45
benign tumour　124
bone metastases　116
bony expansion　122
Brodie 膿瘍　128,140
brown tumour　131
bucket handle　79,80
buckle 骨折　74
burst fracture　68

■C

C1(Atlas)　12
　-後弓　12
　-下椎間関節　13
　-前弓　12
C2(Axis)　12
　-歯突起基部骨折　68
　-上椎間関節　13
C3～C6　12
C6 椎体骨折　67
C6/7 片側性骨折　70
C-sign　151
Calcaneum　20,21
calcium pyrophosphate disease　95
canulated screw　52
Capitate　8,9
Capitellum　10
Carpo-metacarpal joint　7,8
chondrocalcinosis　95
chondrosarcoma　122
chronic kidney disease metabolic
　bone disorder(CKD-MBD)　133
Clavicle　12,13
Codman 三角　112,115,121
Colles 骨折　47
Coracoid　12
coracoid process　11
corner 状　79,81
coronoid process　10,11
crescent sign　157,159
crystal arthropathy　91
CT　82
Cuboid　20,21
cuneiform bone　20,21

■D

developmental dysplasia of
　the hip(DDH)　147
diaphysis　6
DIP(Distal interphalangeal)joint　7,21
displacement　34

distal phalanx　7,21
distal radio-ulna joint　8
dynamic hip screw(DHS)　52,54

■E

enchondroma　124
endosteal scalloping　122
epiphysis　6
erythrocyte sedimentation rate
　(ESR)　138
Ewing's sarcoma　124
exostosis　125

■F

Facet joint　12,15,70
fat pad sign　43
femoral head　16,17
femoral neck　16,17
Femur　16-18
Ferguson 変法撮影　102
fibrous cortical defect　127
Fibula　17-20
fibular head　17,18
fibular neck　17
4Cs(four Cs)　47,51
Fovea　16
frog lateral X-ray　75

■G

geographic skull　155
glenohumeral joint　11,12
Glenoid　12
gout　92
greater trochanter　16,17
greater tuberosity　11,12
growth plate　6

■H

haemochromatosis　135

Hamate 8
Hilgenreiner 線 148,149
hip joint 16,17
HLA-B27 100
horizontal-beam lateral X-ray 38
humeral head 11,12
humeral shaft 11
Humerus 10-12
hyoid bone 12
hyperparathyroidism 131
hypertrophic 97
hypertrophic osteoarthropathy (HOA) 157
hypertrophic pulmonary osteoarthropathy(HPOA) 157

■I・J
iliac crest 14,16
Ilium 16,17
infective discitis 144
inferior pubic ramus 16
insufficiency fracture 28
inter-carpal joint 8
intercondylar eminence 17
intercondylar notch 17
intertrochanteric fracture 52
intervertebral disc 12,13
intervertebral disc space 14,15
IP(interphalangeal)joint 21
ischial tuberosity 16,17
Ischium 16,17

juxta-articular bone erosion 88

■L
lamina 12
lateral femoral condyle 17,18
lateral malleolus 19
lateral tibial condyle 17
Lawrence 分類 84
lesser trochanter 16

lesser tuberosity 11,12
lipohaemarthrosis 38
Lisfranc 関節損傷 58,60
looser's zone 130,131
Lunate 9

■M
malignant tumour 116
Mandible 12,13
marginal-articular bone erosion 88
medial femoral condyle 17,18
medial malleolus 19
medial tibial condyle 17
metacarpal 7,9
metaphysis 6
metatarsal bone 21
middle phalanx 7,21
Milwaukee shoulder 91
monoarthritis 83
MP(metacarpo-phalangeal)joint 7
MRI 82
MTP(metatarsophalangeal)joint 21
multi-planar reconstruction (MPR) 56
multiple myeloma 118

■N
Navicular 19-21
nidus 126
non-accidental injury(NAI) 78

■O
obturator foramen 16
occipital condyle 62
Occiput 12,13
odontoid peg 12
odontoid process(peg) 13
olecranon process 10,11
oligoarthritis 83

onion skin 124,157
ossification centre 6
osteoarthritis(OA) 83
osteochondral fracture 25
osteochondritis dissecans 154
osteochondroma 125
osteoid osteoma 125
osteomalacia 130
osteomyelitis 138
osteoporosis 129
osteosarcoma 121
overhanging edge 93

■P
paediatric fracture 72
Paget's disease of bone(PDB) 155
pars interarticularis 15
Patella 17,18
patellofemoral joint 18
pathological fracture 30
Pedicle 14,15
Perkin 線 148,149
Perthes' disease 150
PIP(proximal interphalangeal) joint 7,21
-損傷 36
Pisiform 8,9
plasmacytoma 119
polyarthritis 83
Posterior arch C1 12
pressure erosion 99
proximal phalanx 7,21
psoriatic arthritis(PsA) 100
Pubis 16
punched-out 93,94
punched-out appearance 118

■R
radial head 10,11
radial neck 10,11
radio-carpal joint 8

Radius　8-11
rheumatoid arthritis(RA)　87
Rib　11,13
Romanus lesion　106
rotational deformity　35
round cell　124
rugger jersey　133

■S

sacroiliac joint　14,16
Sacrum　14-16
Salter-Harris 分類　74
Scaphoid　8,9
Segond 骨折　29
septic arthritis　142
sesamoid bone　21
shaft　6
Shenton 線　147-149
simple bone cyst　127
Skull　12

soap bubble　127
spinolaminar line　63,68
spinous process　12-15
stress fracture　28
subtalar joint　20
sunburst 状　121
superior pubic ramus　16
suprapatella pouch　18
swimmer's view　62,66
symphysis pubis　16
syndesmosis　58

■T

talo-tibial joint　19,20
Talus　19-21
tarsal coalition　151
tarsometatarsal joint　21,58
Teeth　13
Tibia　17-20
tibial plateau　17

tibial tuberosity　18
tibio-femoral joint　17,18
tophi　93
torus 骨折　74
total hip replacement(THR)　161
transverse process　13,14
Trapezium　8,9
Trapezoid　8
Trochlea　10
tumour-like lesion　109,127

■U

Ulna　8,10,11
ulna-carpal joint　8

■V・W

vertebral body　13,14

Wolff の法則　165,166

カラーでわかる！
骨軟部単純 X 線写真の見かた　　　　　定価：本体 5,200 円＋税

2018 年 9 月 25 日発行　第 1 版第 1 刷©

著　者　アンドルー K. ブラウン
　　　　デイビッド G. キング

訳　者　小橋 由紋子

発行者　株式会社　メディカル・サイエンス・インターナショナル
　　　　代表取締役　金子 浩平
　　　　東京都文京区本郷 1-28-36
　　　　郵便番号 113-0033　電話 (03) 5804-6050

　　　　印刷：三報社印刷

ISBN 978-4-8157-0130-7　C 3047

本書の複製権・翻訳権・上映権・譲渡権・貸与権・公衆送信権（送信可能化権を含む）は (株) メディカル・サイエンス・インターナショナルが保有します.
本書を無断で複製する行為（複写，スキャン，デジタルデータ化など）は，「私的使用のための複製」など著作権法上の限られた例外を除き禁じられています. 大学, 病院, 診療所, 企業などにおいて, 業務上使用する目的（診療, 研究活動を含む）で上記の行為を行うことは, その使用範囲が内部的であっても, 私的使用には該当せず, 違法です. また私的使用に該当する場合であっても, 代行業者等の第三者に依頼して上記の行為を行うことは違法となります.

JCOPY 〈(社)出版者著作権管理機構 委託出版物〉
本書の無断複写は著作権法上での例外を除き禁じられています.
複写される場合は，そのつど事前に，(社)出版者著作権管理機構（電話 03-3513-6969，FAX 03-3513-6979，info@jcopy.or.jp）の許諾を得てください.